疫病钩沉（第二版）

——从运气学说论疫病的发生规律

顾植山/著

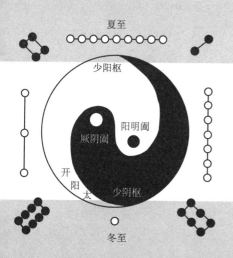

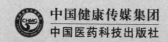

中国健康传媒集团
中国医药科技出版社

内 容 提 要

　　本书是《疫病钩沉——从运气学说论疫病的发生规律》的第二版，系统地解释了"非典"发生的运气原因。并以附录形式增补了作者在五运六气研究方面的许多新成果和新见解，如"伏燥论"、"三虚致疫"、从阴阳离合谈《伤寒》"六经"、历代各家学说与五运六气的关系等论述，见解独到，内容翔实，使人耳目一新！本书可供广大中医药工作者研究中医治疗"非典"和其他流行性疾病时参考。

图书在版编目（CIP）数据

　　疫病钩沉：从运气学说论疾病的发生规律／顾植山著 . —2 版 . —北京：中国医药科技出版社，2015.6（2025.3重印）

　　ISBN 978-7-5067-7579-3

　　Ⅰ.①疫… Ⅱ.①顾… Ⅲ.①瘟疫-防治②肺炎-中医治疗法 Ⅳ.①R254.3②R256.1

　　中国版本图书馆 CIP 数据核字（2015）第 112604 号

美术编辑	陈君杞
版式设计	郭小平

出版	**中国健康传媒集团** ｜ 中国医药科技出版社
地址	北京市海淀区文慧园北路甲 22 号
邮编	100082
电话	发行：010-62227427　邮购：010-62236938
网址	www.cmstp.com
规格	710×1000mm $\frac{1}{16}$
印张	13½
字数	183 千字
初版	2003 年 9 月第 1 版
版次	2015 年 6 月第 2 版
印次	2025 年 3 月第 7 次印刷
印刷	大厂回族自治县彩虹印刷有限公司
经销	全国各地新华书店
书号	ISBN 978-7-5067-7579-3
定价	**35.00 元**

本社图书如存在印装质量问题请与本社联系调换

再版前言

2002~2003年，"非典"的爆发，给人们带来了灾难，但也给中医学和五运六气学说带来了考验和机遇。

在《疫病钩沉——从运气学说论疫病的发生规律》（以下简称《疫病钩沉》）中，发掘了五运六气学说中的"三年化疫"理论。依据"三年化疫"理论，从2000年气象的"刚柔失守"可以清晰地预见到2002~2003年要发生大的呼吸系统的疫病，也可预测到SARS会在2003年5月下旬消退，且下半年不会卷土重来。实际情况验证了运气理论的准确。

本书出版后，引起了社会广泛关注，《中国中医基础医学》杂志在2003年第12期首篇加了按语发表笔者《三年化疫说"非典"》一文；2004年3月，国家中医药管理局启动了"运用五运六气理论预测疫病流行的研究"特别专项课题，由笔者负责。

课题刚启动，考验就来了。2004年4月，安徽一位研究生从国家疾控中心实验室感染了病毒，在北京和安徽两地出现了SARS疫情。4月21号疫情见报，我们24号上报的预测报告中明确指出：目前发生的SARS"只是散在发生而已，不必担心会有大流行"。

紧接着我们在 5 月中旬做出了对 2004 年下半年疫情的分析预测，认为 2004 年下半年"不具备发生大疫的运气条件，即使有人为输入性因素发生疫情，也不会引起大的蔓延"。

2005 年 9 月 29 日，世卫组织某负责人就人感染高致病性禽流感发出警告："500 万到 1. 5 亿人将会丧生！"引起社会恐慌。我在 11 月 12 日做出书面预测报告："今冬明春属疫情多发期，发生小疫情可能性极大，但不必担心有大疫情。至明年（2006 年）二之气（3~5 月份）后可较乐观"。实际情况再次验证了五运六气学说的预测是准确的。

课题对 2004~2006 三年的疫情先后作了 7 次预测报告，结题时专家组验收意见：所作数次预测与以后发生的实际情况基本一致，初步证明了五运六气学说在疫病预测方面具有一定准确性，为重新评价运气学说提供了重要依据。课题组在预测方法学上从多因子综合和动态变化的角度辩证的进行疫情分析预测，态度是科学的，客观的；方法是先进的。

有上述特别专项课题的预测成果，2008 年启动国家科技特别专项时，"中医疫病预测预警方法研究"被列为国家"十一五"科技重大专项子课题。

2009 年 3~4 月，我们连续 3 次发出 2009 年将发生中等规模疫情的预警报告，并分析"疫情的强度应比 2003 年轻，但在下半年还将延续"。当年 3 月下旬出现了较严重的手足口病疫情，有关方面发出警告，认为手足口病 5~7 月还将出现高峰。我们在 4 月 13 日上报的预测预警报告中认为："5 月后手足口病可望缓解，不必担心 5~7 月会再出现高峰。"并指出进入 5 月后，运气条件改变，手足口病消退，2009 年主疫情（甲流感）的暴发。事实果如所测。

有了"十一五"期间预测的成果，课题又滚动进入"十二五"国家科技重大专项。

2013 年出现的 H7N9 疫情，2013 年 4 月 2 日首见报道，我们在 4 月 4 日的分析报告中判断：当前出现的 H7N9 禽流感属于节段性运气失常，节段性运气失常引发的疫情多为小疫。因此，H7N9 禽流感发展成 SARS 那样的大疫情可能性不大。风性的疫病一般来得快去得快，持续时间也不会太长（见《中国中医药报》2013 年 4 月 8 日第 1 版）。4 月中旬疫情最紧张时，我们又在 4 月 17 日作了进一步分析，指出 5 月 5 日是立夏节气，立夏后的运气将有所转变，可望出现疫情消退的转折点（见《中国中医药报》2013年4月19日第4版）。2013年的H7N9的疫情在5月上旬如期消退。

2014年初，H7N9流感疫情再次发生，发病人数超过2013年。课题组1月9日所作《对当前疫情及中医药防治原则的几点看法》中，对疫情规模的判断维持了"小疫情"的预测意见，又在2月10日所作《对2014年疫情的预测报告》中进一步判断："甲午年的运气已经迁正行令，……预计H7N9疫情将趋缓"。以后的疫情变化再次得到应验。

从预测SARS到2005年的人感染高致病性禽流感、2009年的甲流感、手足口病、2013年的H7N9等，可谓屡测屡验，显示了运气学说对疫病预测预警的意义和价值。

社会上对运气预测存在极大误区，认为运气学说仅仅根据天干地支的推算去预测，有些人没有去观察和分析实际天气情况，仅仅摘用《黄帝内经》中的片言只语就去搞预测，结果经常会不符合，这也是运气学说过去遭到一些人怀疑和反对的重要原因。我们在课题研究和预测实践中不断总结五运六气学说应用于疫病预测的规律和方法，体会到运气预测是多因综合、动态辨气的。《伤寒论》讲，"非其时而有其气"，就是"疫气"。大疫多由不正常的异气造成，故对疫病预测来说，分析不正常运气的状态比六十年常规时位的推算更为重要。五运六气预测，就是根据天气运行变化的象态，判断其有否乖戾及乖戾程度，预测疫情发生的可能性和变化趋势，《内经》所谓"不以数推，以象之谓也"。若单从天干地支去推算，就是"数推"了。

通过十多年来的临床观察研究，我们看到运气学说的意义，不仅表现在对疫病的预测上，更是中医分析疫病病机和制订治则时不可或缺的重要依据。

《疫病钩沉》在2003年SARS暴发时仓促写成，现在看来缺憾颇多，在随后的实践中也不断有新的感悟和发现。本欲重新写一本新作，也不断有出版社来约稿，但一来诸事烦冗，未能静下心来好好构思；二来许多问题还在探索中，时时刻刻有新的心得和想法，因而迟迟没有动笔。但《疫病钩沉》脱销以后，不断有读者来打听怎么能买到此书，希望此书能再版；近年来更看到有人将此书复印后在网上销售。

考虑到新的著作短时间内尚难以写成而读者需求又颇多，此书第一版中有些错误也需要纠正以免误导读者，在朋友们的再三敦促下，兹决定先将原书稍作修改再版发行以飨读者。为尽量保持第一版原貌，有些新的认识不便在正文中作太大改动，以附录形式补充于书后。不足之处，仍请广大读者多提宝贵意见。

再版工作由弟子陶国水协助整理，范莉峰、朱若文协助文字校对，谨此致谢！

顾植山

2015 年 5 月 3 日

于龙砂医学传承工作室

余序

非典型性肺炎（以下简称"非典"）是一种新出现的急性传染性热病，2003 年在我国广东、北京、上海、香港以及台湾地区等地相继流行，世界其他一些国家和地区也有不同程度的播散病例，引起世界卫生组织的高度重视。这是世界医学史上非常震撼的一件大事。我国在党中央、国务院强有力的领导和亲切关怀指导下，加强防治措施，严格疫区隔离，并从丰富的医疗实践中，肯定了中西医结合能提高"非典"的临床效验和治愈率，大大增强了医护人员彻底战胜"非典"的信心。通过全国有关部门的通力协作，目前已取得阶段性的胜利。

近几个月，全国多家媒体发表了众多有关"非典"的病因、证候和诊治内容，还出版了几种中医防治疫病的著作。但从中医学术的角度，还是缺乏针对性较强、阐论较有深广内涵的专著，安徽中医学院顾植山教授著述的《疫病钩沉》一书，继承、弘扬了这一学术领域的精粹内涵，使学术上的薄弱环节得到加强。

我国早期经典医著——《黄帝内经》中就有伤寒、温病和疫病的载述。《素问·生气通天论》说："冬伤于寒，春必病温"，明确了寒、温之间的密切关系。《素问·刺热》还阐述了"肺热"病的症状，篇中谓："肺热病者，先淅然厥，起毫毛，恶风寒，舌上黄，身热，热争则喘咳，痛走胸膺背，不得太息，头痛不堪，汗出而寒……"须予注意的是"肺热"病的主要证候与"非典"颇多吻合。又如《素问遗篇·刺法论》明确指出："五疫之至，皆相染易，无问大小，病状相似。"将多种疫病的传染性和症状相似做了生动的描述。我国临床医学奠基人——张仲景（东汉）所撰的《伤寒论》（该书所论之"伤寒"，当作"广义"的理解）是一部涵盖伤寒、温病和温疫证治的经典论著，其中包含很多经得起时代考验的卓效经方，流传迄今，为后世医家所广泛尊崇和应用。

关于"非典"，从提高认识的角度，医者当溯古鉴今。首先须对历代有关伤寒、温病和温疫的阐论予以融会辨析，其病因、病机虽以感受温邪、疫毒之气为主，亦须重视寒温夹杂、血瘀、痰滞、湿阻等致病因素。在辨证方面，虽以温病两大辨证体系（指卫气营血辨证和三焦辨证）为主旋律，亦须根据不同的因、证化入伤寒的六经辨证，并以此指导立法、疏方、遣药。对于温病、温疫病证，前贤在辨治方面，虽大多采用清热、解毒、逐疫、攻下等法，并力主顾护津液；有时须根据患者伤于寒湿、疫毒等病因、病机和证候的不同，融入温经、散寒、化湿、祛瘀等治法。

综上所述，此书作者重视学术上的稽古论今，上溯经典医著，下迄宋元明清历代较有代表性的名著，突出辨析与"非典"相关的伤寒、温病和温疫证治，阐论生动、翔实，反映了"天人合一"、运气学说等整体观的认识论和切于临床实用的防治学验，体现了我国传统医学积淀丰厚和高水平的学术临床精华，这对我国曾一度广为传播致病的"非典"病因、病机的认识，以及诊疗等方面，均有值得借鉴、参考的价值。

中医学术临床的全面、系统继承，将为弘扬、拓展中医药学和提高世界医学的整体水平，做出"与时俱进"的积极贡献。有感于此，我对作者的辛勤治学和学术上的推陈出新，以及中国医药科技出版社领导的鼎力支持，表示由衷的感谢。

中国中医研究院

余瀛鳌

2003 年 7 月于北京

黄序

2003 年的春天，留给人们的回忆，不再只是花红柳绿、河开虫鸣，SARS 成为人们永恒的记忆。

尽管人类靠科学技术和顽强精神，使这场与 SARS 的斗争取得了阶段性的胜利，但是人类为生存而寻求与自然界各成员和平共处的智斗永远不会结束。一个"SARS"接着一个"SARS"将会接踵而来，人类必须不断变换招数来对付它们。我们的祖先就是这样保存下人类生命的"火种"。现在这一使命传给了我们，我们责无旁贷。

古老的中医药学是人类与疾病斗争的经验精髓，几千年来，它为人类的生存、健康、繁衍保驾护航，取得了不可磨灭的功绩。在这次抗击"非典"中，中医药再次发挥了重要作用，在与现代科技相结合的今天，中医药的独特疗效发挥得更加完善。实践证明中医药学是一棵不老的"青松"。

SARS 留给我们无尽的思考。作为科技图书出版人，我们有责任和义务，为人们研究、总结传染病流行趋势和防治方法提供更完备、更科学，而且"百花齐放，百家争鸣"的参考书籍。为此我们先后出版了《科学战胜非典》、《SARS 的临床诊断与治疗》、《SARS 临床病例及影像学分析》、《防治"非典"合理用药 65 问》、《温病学家治疫病经验》、《非典型肺炎面面观》、《新瘟疫论治》等有关 SARS 的书籍。

现在我们又在后"非典"时期向读者郑重推出这部《疫

病钩沉》。

本书通过对历代文献中疫病资料的探讨，稽古论今，提出了中医防治疫病的一系列新观点、新思路，如张仲景《伤寒论》与疫病的关系、六经的起源问题、对圣散子方治疫及北宋用药香燥问题的看法、疫病中的内伤问题、体质从化问题、伏气问题、李东垣脾胃论与疫病关系及甘温除热问题、SARS 的中医病名及病毒的寒温属性问题等。以上大多为中医药理论中的一些重大原则性问题，通过"非典"的启示，需要对这些问题进行重新认识和评估。

本书更具亮点的是：发现《黄帝内经》中对 2003 年可能发生呼吸道的疫病流行——"非典"（《内经》称之为"金疫"），已有不可思议的惊人预测。书中着重论述了运气学说与"非典"及历代疫病特点的密切关系，并收集了有关疫病流行趋势的预测资料和发病规律资料。这对积极预防传染病的流行具有重要的意义。也为中医防治"非典"及其他疫病提供了更为广阔的研究思路。

我们期待着，下一个春天到来的时候，人们的一张张笑脸会像满园盛开的鲜花一样，灿烂、健康，洋溢着快乐和幸福。

黄泰康
2003 年 9 月

前言

2003 年在我国部分地区发生的传染性非典型肺炎暴发流行给广大人民群众的身体健康和生命安全带来了严重威胁，危害之大、影响之深，均为新中国成立以来所罕见。

党和政府采取了果断措施，带领全国人民向这场突如其来的灾难，进行了坚决抗击。国家中医药管理局向全国中医界发出了《关于认真做好中医药防治非典型肺炎工作的通知》，广大中医药工作者倍受鼓舞，积极响应党和政府的号召，投入到防治"非典"的工作中去，为夺取抗击"非典"斗争的全面胜利做出了巨大贡献，也为总结经验提供了丰富的临床资料。

现在，这场斗争已取得阶段性伟大胜利，但"非典"还没有被完全消灭，今后还有卷土重来的可能。即使"非典"病毒已被彻底消灭了，也还会有其他疫病发生。人类与各种流行性传染病的斗争，将是一项长期的、难以终结的使命。总结经验，以利再战，是后非典时期广大医务工作者面临的重要任务，也是我们中医工作者义不容辞的光荣职责。

中医学在数千年与疫病的斗争中积累了丰富经验，但西医传入以后，急性传染性疾病的诊治逐渐以西医为主，中医在外感病领域遭受到冷落，甚至有人对防治急性外感性疾病是否还用得上中医打上了问号。然而，在抗击"非典"中所作出的贡献，再次有力地证明了中医药在防治急性传染病方面依然可以发挥重要作用，而且还有很大的潜力有待开发。

据对古代文献的初步考查，由于气候、地域、病源及社会条件的不同，历代疫病发生的特点也各不相同，医家多从个人所处疫病环境来研究考察疫病规律，各家不同学说反映了不同时代疫病的不同特点。

此前中医界对"非典"的讨论，大都以明清时期的温病学说为主，但从本次"非典"的临床特点来看，似与明清时期流行的温疫特点有所不同，故仅仅套用明清温病学说中的辨证思路和证型，在对付"非典"时就有一定的局限性。只有综合历代各家的经验学说，才能更全面地反映中医药在治疫防疫方面的水平和特色。通过对"非典"的研究，我们感到明以前医家在治疫方面的众多宝贵经验需加重视。本书旨在通过对历代文献中疫病资料的探讨，挖掘一些未被大家重视的内容，以期推动中医疫病研究的深入发展，开拓出一套对防治"非典"和其他疫病更为全面系统的辨证论治方案。

首先是《内经》的五运六气学说。令我们感到无比惊奇的是，最古老的中医经典《黄帝内经》中，居然已经非常明确地记载了"速至壬午（2002 年），徐至癸未（2003 年），金疫（呼吸系统的疫病）至也。"一些老中医专家如邓铁涛等，在讨论"非典"时已注意到从运气角度进行分析，并结合运气特点辨证治疗，取得良好效果。本书将重点阐发《黄帝内经》的运气学说与疫病的关系，为防治"非典"及其他疫病提供更为广阔的研究思路。

张仲景的《伤寒论》是历史上第一部总结疫病治疗经验的专著，明以前的医家治疗疫病多以张仲景《伤寒论》六经辨证为依据。明清温病学说的出现，是中医外感热病学方面的一次重大突破，也是对《伤寒论》的补充和发展，但排斥《伤寒论》于疫病治法之外，未免矫枉过正。重新认识和评价《伤寒论》在疫病辨治中的价值，是本书的又一重点。

李杲的《内外伤辨》和《脾胃论》，同样是对疫病辨治的经验总结。后世医家将其学说主要用于内科杂病，反而忽略了其在外感病方面的应用价值。本书在讨论李杲脾胃学说时，着意于阐发脾胃内伤热中观点在"非典"和其他疫病辨治中的意义。

北宋医家庞安时、朱肱等对阴证、阴毒的发挥，都是从总结当时治疗疫病的经验中产生的，其中某些描述恰与"非典"患者某些症状的特点相符，可补充温病学说的不足。

我们认为，"非典"的发生为中医疫病学和"寒温统一"的研究提供了一个很好的契机和促进。在后"非典"时期，认真总结有关资料和历史经验，必将对中医疫病学乃至整个中医学的研究做出巨大推动。

本书承笔者恩师中国中医研究院余瀛鳌教授对全书进行了认真审定并赐序勉励，此外，本书在撰写过程中，还得到了安徽中医学院王键副院长等有关领导的大力支持和指导，安徽省文联原副主席曹度先生为本书题写书名，安徽省气象台魏茂珍女士提供部分气象资料，安徽中医学院临床一系高甜甜、潘峰、王德力同学帮助核对部分资料及打印部分书稿，在此一并表示感谢！

本书由笔者拟定撰写宗旨和提纲后，承广州中医药大学余瑾和许燕春同志提供了部分广东方面的有关资料并参与本书第五章和第九章的起草工作；各章协助起草的还有：第三章蒋宏杰，第四章陶国水，第六章吴元洁、陶国水，第七章万四妹，第八章蒋宏杰、万四妹、吴元洁。许多内容经过了大家共同讨论，故每一章节都包含了大家共同劳动的集体成果。虽时间紧促，但多数章节都经过了三次以上的修改易稿。六月底初稿完成后，在出版社的建议和指导下，又对全书进行了一次修订补充，蒋宏杰、陶国水同志参加了修订工作。

本书观点主要为笔者长期从事中医文献学和中医各家学说教学研究的心得体会，很不成熟，旨在抛砖引玉，以俟高明。作者水平有限，时间仓促，错漏在所难免，祈读者诸君不吝指正。

顾植山于安徽中医学院

2003 年 8 月 18 日

目 录

第一章 中医疫病概述

传染性非典型肺炎（以下简称"非典"）属于中医疫病范畴。疫病指流行性传染病，《说文》："疫，民皆病也"。在古代医学中，医家诊务大部分是传染病。历史上穷苦百姓只有生了急病在没有办法才会去找医生，传染病多发期，医生就会很忙；传染病低发期，医生就没有业务了。故古谚有云："枇杷黄，医者忙；橘子黄，医者藏"；吴谚云："九月菊花黄，郎中先生伴闺房"，讲的都是这一意思。疫病因其危害惨烈，最为社会和医家所重视。

我国古代医家和百姓在同各种传染性疾病的斗争中，通过不断的探索和实践，积累了丰富经验，并在疫病的病因、病机、发病规律和预防治疗等方面，形成了一套独特的理论。回顾总结前人的宝贵经验，对于"非典"及其他传染病的防治工作，具有重要意义。

根据现有文献资料来看，有关疫病防治的记载可溯及殷商时期。早在商代的青铜器上已有洒扫人的象形铭文，反映出商代人对环境卫生的重视。在敦煌石窟中保存着一幅"殷人薰火防疫图"，描述了殷商时代以火燎、烟薰方法来杀虫，防疫的情景。

《山海经》中已有了药物和食品防治疫病的记载，如"薰草……佩之可以已疠"（《山海经·西山经》）、"箴鱼……食之无疫疾"（《山海经·东山经》）等。《山海经》中还观察到某些动物的出现与疫病的发生有关，如"蜚，见则天下大疫"（《山海经·东山经》）等。

迨至西周时期，人们已把疾病的发生、流行和季节气候等变化密切结合起来。如《周礼·天官》谓："春有痟首疾，夏有痒疥疾，秋有疟寒疾，冬有嗽上气疾"；《礼记·月令》记载："孟春行秋令，则民殃于疾"，"孟秋行夏令，民多疟疫"，说明周代人已经注意到了疾病的季节性和流行性。

《周礼》中已设有与清洁卫生有关的官职和除害防疫的专职人员，如"庶氏掌除毒蛊，……嘉草攻之"；"薙氏掌杀草"；"翦氏掌除蠹物……以莽草薰之"；"赤友氏掌除墙屋，以蜃炭攻之，以灰洒毒之，凡隙屋除其狸虫"；"蝈氏掌去鼃黽焚牡蘜"；"壶涿氏掌除水虫"等（《周礼·卷三十七》）。那时还已注意到水源对卫生防疫关系重大而有浚井改水（淘除井中污泥积垢，疏浚河流等）之习俗，以去毒防疫。《管子·禁藏》记载："当春三月，荻室熯造，钻燧易火，抒井易水，所以去兹毒也"。这种工作古代政府派专人管理，后来城市中有专门替人淘河、淘井为职业的劳动力。此外，还注意到清除下水道的地下污水，使其不致泛滥而倒灌到饮流和井中发生疫疠，古代都城的大建筑物设有这种排水设备，如《周礼·考工记》中记载："宫中之窦（宫中的下水道），其崇三尺"，建国后在河北易县燕下都、西安附近发掘的战国及秦汉时代的"陶窦"可以证明。《礼记·内则》有"凡内外，鸡初鸣……洒扫室堂及庭"之语，说明当时已有清晨打扫室内外环境卫生的习惯。

中医学最早的典籍《黄帝内经》中对疫病的认识已达相当水平，特别是对疫病的发生与气候变化关系的认识，对人体正气在抵抗疫病中的重要作用的认识及对疫病的预防思想等，在"非典"的防治工作中具有很强的指导意义。《内经》中运气学说对疫病发生的周期性预测，则具有极高的科学研究价值（具体内容将在第二章中作专题讨论）。

东汉末年张仲景的《伤寒卒病论》是中医治疗外感传染病的第一部专著。书中六经辨证论治体系的建立，标志着中医外感病学进入成熟阶段。明清温病学说出现后，《伤寒论》在疫病方面的价值曾受到质疑，现代也有人认为《伤寒论》的内容只能适用于非传染性的外感病。但《伤寒论》本是张仲景针对东汉末年大规模流行的疫病而作，是他对当时疫病治疗经验的总结。也许《伤寒论》的内容难以尽括后世发生的疫病规律，但这与《伤寒论》能否用于疫病辨治是两个性质完全不同的问题。20 世纪 50 年代石家庄市中医治疗乙脑的成功，即运用了《伤寒论》中的白虎汤和白虎加人参汤法。无数事实说明，《伤寒论》在疫病的辨治中仍有着相当大的适用范围，在对"非典"和今后其他疫病的防治中应充分重视。本书第三章将就《伤寒论》与东汉末年疫病的关系及"六经"的起源等问题发表我们的一些新的见解。

东汉疫病流行时，已有"病坊"的设置，用于传染病的隔离。至魏晋南北朝时期，对传染病的隔离措施更趋周密，如晋代规定"朝臣家有时疾染易三人以上者，身虽无疾，百日不得入宫。"说明当时已注意到与已发患者有接触但尚未发病者的隔离，此当属传染病学中为切断传染源而采取隔离措施的最早文献记载。除政府设置"病坊"外，还出现了一些民间"病坊"（相当于临时传染病院），如后梁天保七年（公元569年），北天竺沙门那连提黎耶舍于汲郡西山寺设置病坊，以"收养疠疾"，而且"男女别坊"，这是我国民办病坊的最早记载。

六朝时期防治疫病的医著以东晋葛洪的《肘后方》为代表。葛洪在历经了惠帝元康二年、武帝咸宁二年大疫后，所著《肘后方》中记载了较多防治疫病的方法和方剂，剂型和用药方法都十分丰富。后世医家谈到疫病的预防时都离不开《肘后方》。我们在第四章中对《肘后方》防治疫病的方法和方药有较详细的介绍。葛洪在《肘后方》中还提出了"疠气兼挟鬼毒相注名为温病"的精辟见解，说明在东晋时已认识到引起传染病的原因除"疠气"（四时不正之气）之外还有特定致病原"鬼毒"的存在。

隋代巢元方等编写的《诸病源候论》中把引起疫病的致病原称作"乖戾之气"，谓"人感乖戾之气而生病，则病气转相染易，至乃灭门，延及外人。"书中设有"注病诸候"，详细描述了疫病"注易"（传染）的各种途径，并提倡"预服药及为方法以防之"。唐代孙思邈在《备急千金要方》中认为，虽然疫病的发生不能避免，但"能以道御之"，因而收录并创立了较多预防疫病的处方。孙思邈以脏腑辨证为纲领的"五大温证"说，是对《伤寒论》六经辨证的重要补充。

宋代医家论治疫病，虽理论上较少创新，但也有不少经验和发挥可供研究借鉴。特别是庞安时、朱肱等对阴证、阴毒的阐发，补充了《伤寒论》对阴证论述的不足。另外，北宋运气学说盛行，医家多结合运气学说来诠释疫病。《圣济总录》的六十年运气图和南宋陈言的运气十六方，把运气学说在疫病方面的应用推向了极致，但也造成一些医家按图索骥，滥讲运气的流弊。

金元时期学术争鸣甚为活跃。刘完素以火热病机论疫病，擅用寒凉治疫；李杲以"气虚阴火"论病机，"内伤热中"辨疫证，"甘温除热"治疫病，创普济消毒饮、补中益气汤等治疫名方；王好古《阴证略例》集阴证论之大成，完善了疫病的阴证学说。

明末吴有性亲历崇祯辛巳大疫，在诊治"火疫"的实践中总结出一套新的疫病理论——温疫论，开创了明清温病学派。叶天士以"卫气营血"论治疫病，吴瑭《温病条辨》完善三焦辨证，温病学说蔚为大观，风行南北，将中医疫病学推向新的高峰。温病学家治疫不受《伤寒论》束缚，能标新立异，是历史的进步。但有些温病家对不同历史时期所发疫病的不同特点未作深究而排斥"伤寒"于疫病之外，未免割裂历史，以偏纠偏。

明清时期的温病学说针对当时温疫的特点总结了新的疫病理论，但不能说已统括了所有疫病的规律，明前治疫的一些宝贵经验仍值得重视。明清医家治疫病不能株守《伤寒论》成规，同样道理，"非典"及今后其他疫病的防治，也不能局限于明清温病学说的藩篱。

纵览我国古代劳动人民同疾疫的斗争史，可以发现，但凡经历一次大的疫病后，都会引起医家的反思，总结实践经验而提出新的学术主张。名医名著的出现，大多与疫病有关，张仲景、葛洪、庞安时、刘完素、李东垣、吴有性、叶天士、余师愚、吴鞠通等，都是在大疫以后涌现出来的医家代表。SARS 过后，医家的总结、反思、探讨、拓新，必将推动中医学向新的方向和高度迈进。

第二章 《黄帝内经》对疫病的认识

一、《内经》对疫病发生的观点

（一）五运六气与疫病的关系

1. 运气学说在疫病预测方面的意义

中医学重视人与自然的整体联系，把人与自然环境看作密切相关的统一体。在《黄帝内经》中就确立了"天人合一"的思想，提出"人以天地之气生，四时之法成"，"天地合气，命之曰人"（《素问·宝命全形论》）。

人生活在自然中，必然受到自然界运动变化的影响，包括气候变化的影响。自然界四时气候的变化是生物生长的重要条件，"天地合气，六节分而万物化生矣"（《素问·至真要大论》）。人体的生理变化，"与天地相应，与四时相副"（《灵枢·刺节真邪》）。当人体不能适应外界气候的变化时，可直接导致疾病的发生。《素问·至真要大论》云："百病之生也，皆生于风寒暑湿燥火之化之变也"。

《内经》强调疾病与气候密切相关，而气候产生于天体的运动变化："天有五行御五位，以生寒暑燥湿风"（《素问·天元纪大论》）。这就是说，人体的疾病，也与天体运动有着密切关系。《内经》的作者观察到，宇宙间存在着节律性周期运变，并在长期的实践中发现了天体运动的五运六气周期，联系到疾病发生的周期变化，于是产生了运气学说。运气学说是古人探讨自然变化的周期性规律及其对健康和疾病影响的一门学问，其中包括了年、季、月、节、日、时等时空节律。而且总结了六十年甲子甚而更长时间的规律。

疫病的发生，虽然与一般外感不同，不能单纯用气候原因来解释，但古人观察到，疫气的出现与气候变化仍有着必然的联系。不同的疫气具有不同的气候特性，而相同运气的疫气又具有一定的相似性，说明致病原作为生物的一员，也不能脱离自然变化的影响，并有一定的周期规律可循。在外感性疾病的防治上，不管是普通外感还是疫疠，都需要洞察天时，了解气候的周期变化，把握疾病的发生规律。

运气学说中影响气象及疫病发生最重要的因素是每年的"岁运"和"司天之气"。岁运又名"中运"，是因为运气居天地之中，气交之分，天地之气的升降运动，必先反映于居中运气的变化。中运通主一年的岁气，影响最大，故又称"大运"。中运据每年的年干推断，称"十干化运"。具体每年的中运为：逢甲逢己的年份——土运、逢乙逢庚的年份——金运、逢丙逢辛的年份——水运、逢丁逢壬的年份——木运、逢戊逢癸的年份——火运。

其中甲、丙、戊、庚、壬（奇数干）称阳干，主年运太过；乙、丁、己、辛、癸（偶数干）称阴干，主年运不及。

司天之气据年支推算，称"十二支化气"。具体每年的司天为：年支逢子逢午的年份——少阴君火司、天年支逢丑逢未的年份——太阴湿土司天、年支逢寅逢申的年份——少阳相火司天、年支逢卯逢酉的年份——阳明燥金司天、年支逢辰逢戌的年份——太阳寒水司天、年支逢巳逢亥的年份——厥阴风木司天。

十二支化气又有正化和对化之别，凡十二支方位与所化之气相合或相生者为正化，余则为对化。子午化少阴君火，午在正南君火之位，故为正化，子在正北与午相对之位，称对化；丑未化太阴湿土，未在西南湿土之位，为正化，丑在未相对之位，为对化。其他年支寅、酉、戌、亥为正化，申、卯、辰、巳为对化。正化、对化的意义，据《素问·六气玄珠密语》所说："正无邪化，天气实故也；对化者，即对位冲化也，对化即天令虚"。

运气学说内容较为复杂，除岁运和司天之气外，其他如在泉之气，一年中五步的主运、客运，六步的主气、客气，以及各运气因素之间的关系如运气同化、客主加临、交运时刻、南政北政等均会对运气产生影响，但大致可归纳如下几点。

（1）岁运主一岁之运，最为重要；每步段的主客运则为分析每步段时运变化的辅助因素。

（2）司天之气主管上半年客气，在泉之气主管下半年客气。但司天之气对下半年客气、在泉之气对上半年客气也有一定影响。若二者"迁正"、"退位"更迭失常，刚柔失守，可影响 3 年后疫病的发生。

（3）客气加于主气称"客主加临"。客气与主气相同或相生为相得，主节气平和。客气与主气相克为不相得，其中客胜主为顺，变化较小；主胜客为逆，变化较大。

（4）岁会年岁气较平和，类岁会、同岁会意义相似于岁会而作用稍弱。天符年变化较剧，同天符意义相似于天符而作用稍弱。太乙天符年变化最为剧烈。

（5）气强运弱时司天之气的影响强于岁运，其中天刑之年产生的变化较强，顺化之年则较平和。运强气弱时分析运气以岁运为主，小逆和与不和的变化都较小。

（6）正化年天气实，司天之气作用强；对化年天气虚，司天之气作用相对较弱。

（7）每年交运在大寒日，但时辰各年不同（每年推迟 3 个时辰）。各年交运时辰如下：子、辰、申年——交寅时，丑、巳、酉年——交巳时，寅、午、戌年——交申时，卯、未、亥年——交亥时。如交运日干或时干与年干同化阴阳相配，可促使该年岁运平和。

运气又有太过、不及和胜复的不同。《素问·六微旨大论》云：运气"有至而至，有至而不至，有至而太过"等变化，"至而至者和；至而不至，来气不及也；未至而至，来气有余也"。

一般太过之气，其来多早；不及之气，其来多迟。《素问·六元正纪大论》云："运太过则其至先，运不及则其至后，此候之常也。"《素问·六节藏象论》云："未至而至，此谓太过，则薄所不胜，而乘所胜也，命曰气淫……至而不至此谓不及，则所胜妄行，而所生受病，所不胜薄之也。"

太过之气称胜气。运气过盛，可能招致所不胜之气的制复，所谓"亢害承制"。例如，木运过盛时可能会遭金气来复，来复的金气称"复气"。

总之，运气有常有变，"时有常位而气无必也"（《素问·至真要大论》），"非其位则邪，当其位则正"（《素问·五运行大论》）。运气分析时，需全面灵活，知常达变。

五运六气的周期节律，主要源自天体运行的周期性。《素问·五运行大论》云："丹天之气经于牛女戊分，黄今天之气经于心尾己分，苍天之气经于危室柳鬼，素天之气经于亢氐昴毕，玄天之气经于张翼娄胃。"（图2-1）可见运气学说的创立，与古人对天象的长期观察有直接关系。《素问·六微旨大论》云："岁运太过，则运星北越……畏星失色而兼其母；不及，则色兼其所不胜。"《素问·气交变大论》云："芒而大倍常之一，其化甚；大常之二，其

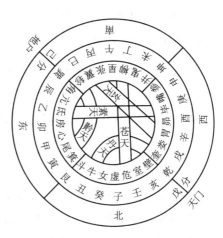

图2-1　五气经天图

眚即发；小常之一，其化减；小常之二，是谓临视。"《素问·六元正纪大论》云："太阳司天之政……水土合德，上应辰星镇星"，"阳明司天之政……金火合德，上应太白荧惑"，"少阳司天之政……火木同德，上应荧惑岁星"。以上记载说明古人预测运气时不单纯靠干支推算，还常结合观察运星。

运气学说用于预测天气有很高的符合率。笔者自20世纪80年代末开始即据运气学说逐年预测安徽地区天气，至今尚未发现有与实际气候相反者。兹举1991和2000年为例说明。

例1 1991年——辛未年

岁运：水、司天：太阴湿土、在泉：太阳寒水。

司天克岁运，气强运弱，变化以太阴湿土为主；未为正化年，太阴湿土较强；天刑年，变化较剧。

交运日时干：1991年1月20日，庚寅日丁亥时；庚化金，丁化木，均不与辛水同化。

该年梅雨季节偏早，属"未至而至，来气有余"的"胜气"。

据以上分析，该年应为湿土流衍，易发大水年，事实上该年有特大洪水。

该年湿土为司天，偏重上半年，故该年大水在上半年发生，七月以后中原地区雨水即止。又在泉与岁运均为太阳寒水，在泉主六之气，该年冬季三寒水相遇，笔者夏天在中国科技大学预报冬天将特别寒冷，果然该年冬天合

11

肥地区出现建国以来最低气温（-18℃）。

例2 2000年——庚辰年

岁运：金、司天：太阳寒水、在泉：太阴湿土。

岁运生司天，运强气弱，变化以岁运为主；庚为阳金，主金运太过。

交运日时干：2000年1月21日，戊寅日癸丑时：戊癸化火，不与庚金同化。该年春季即出现干旱，"运太过则其至先"，乃金运太过及上一年司天燥金未退位之兆。

据以上分析，该年应属燥运太过之年，事实上大面积干旱，灾情严重。

该年司天为太阳寒水，夏天本应以凉夏为多，但燥金过胜可引起火气来复而出现高温（北方出现的异常高温现象即是对燥气过胜的复气）。在泉之气是太阴湿土，下半年后期旱情可望解除。实际情况亦与运气规律相符。

2002年是壬午年，岁运风木太过，司天少阴君火，在泉阳明燥金；岁运风木生司天君火，运强气弱。年初沙尘暴肆虐，似与风木太过之年运有关。6月初主客两运均为主湿气有余的"太宫"，时江淮一带阴雨连绵，长江水位曾达建国后第二高位，防洪形势骤然紧张。笔者向长江水利委员会有关负责同志提供咨询意见，据运气学说预测防洪有惊无险，且下半年将偏燥。实际情况正如所测。

2003年是癸未年，癸年主岁火不及，年支未主太阴司天。《素问》七篇大论中对癸未年的运气特点作了如下描述。

"岁火不及，寒乃大行……复则埃郁，大雨且至，黑气乃辱。"——《素问·气交变大论》

"伏明之纪（《内经》称火运不及为'伏明'），是谓胜长，长气不宣，藏气反布，收气自政，化令乃衡，寒清数举，暑令乃薄。"——《素问·五常政大论》

"凡此太阴司天之政，气化运行后天，阴专其政，阳气退避，大风时起，寒雨数至。"——《素问·六元正纪大论》

2003年春天我国大部分地区阴雨连绵，"寒雨数至"，与《内经》所讲癸未年运气特点相吻合。但2003年毕竟是火运年，相对不足之火被寒湿所遏，郁伏于内，与寒水、湿土年的寒湿表现应有所不同。值得玩味的是，气象资料恰恰反映了这一运气特点。春季虽降雨量多，人的感觉是寒湿，但平均气温不低反高。试以合肥地区气象资料（表2-1，表2-2）比较如下。

表2-1　合肥地区2003年1~5月份降水量统计表

月　　份	1	2	3	4	5
当月降水量/mm	40.0	67.0	136.0	146.0	67.0
该月份近47年平均降水量/mm	35.1	50.0	77.3	70.5	99.7

表2-2　合肥地区2003年1~5月份气温统计表

月　　份	1	2	3	4	5
当月平均气温℃	3.1	6.1	10.3	15.8	21.8
近47年平均气温℃	2.3	4.4	9.9	15.7	21.0

这一外寒内热的运气特点，与"非典"的发病及证候表现有很大关系。我们要重视《内经》五运六气对气象预测的正确性。

《内经》的运气学说主要目的还不是预测气象，而是用来预测疾病，是古人的预测病因学。《素问》七篇大论中论述了不同运气所主各种不同病症，在《六元正纪大论》中，更指出了各年易发疫病的时间，兹录有关条文如下。

"凡此太阳司天之政……初之气，地气迁，气乃大温，草乃早荣，民乃厉，温病乃作。"

"凡此阳明司天之政……二之气，阳乃布，民乃舒，物乃生荣。厉大至，民善暴死"。"终之气，阳气布，候反温，蛰虫来见，流水不冰，民乃康平，其病温。"

"凡此少阳司天之政……初之气，地气迁，风胜乃摇，寒乃去，候乃大温，草木早荣，寒来不杀，温病乃起。"

"凡此太阴司天之政……二之气，大火正，物承化，民乃和，其病温厉大行，远近咸若。"

"凡此少阴司天之政……五之气，畏火临，暑反至，阳乃化，万物乃生乃长荣，民乃康，其病温。"

"凡此厥阴司天之政……终之气，畏火司令，阳乃大化，蛰虫出见，流水不冰，地气大发，草乃生，人乃舒，其病温厉。"

现将以上经文所反映出的产生疫病的运气特点作表2-3解析。

表2-3 产生疫病的运气特点

年份	易发疫病时段	加临的客气	描述疫病发生状况
太阳司天（辰戌年）	初之气（大寒——春分）	少阳相火	温病乃作
阳明司天（卯酉年）	二之气（春分——小满）	少阳相火	厉大至，民善暴死
阳明司天（卯酉年）	终之气（小雪——大寒）	少阴君火	其病温
少阴司天（寅申年）	初之气（大寒——春分）	少阴君火	温病乃起
太阴司天（丑未年）	二之气（春分——小满）	少阴君火	温厉大行，远近咸若
少阴司天（子午年）	五之气（秋分——小雪）	少阳相火	其病温
厥阴司天（巳亥年）	终之气（小雪——大寒）	少阳相火	其病温厉

从上表中可清楚看到，虽然每年都有疫病（古无"瘟"字，"温"也可作"瘟疫"讲）发生的可能，但最容易发生疫病的时段，都是客气为火气加临的时段。清代温病名医吴瑭曾观察到痘证的发病与火气加临有密切关系，他在《温病条辨·痘证总论》中说，痘证多"发于子午卯酉之年，而他年罕发者"，是因为"子午者，君火司天；卯酉者，君火在泉"。"必待君火之年，与人身君火之气相搏，激而后发也。"

《六元正纪大论》中指出易发生疫病的七个时段中，丑未年二之气的"温疠大行，远近咸若"，和卯酉年二之气的"厉大至，民善暴死"尤为突出，可见2003年"二之气"，即3月21日~5月20日左右，运气学说认为最易暴发流行性传染病的时段。这与我国北方"非典"的暴发期基本吻合。

清代名医余霖在《疫疹一得》中认为，癸未年的疫病流行"自二月春分节起，至四月立夏终止"，我们结合余氏之说，在《非典防治》（安徽科学技术出版社2003年4月第2版）一书中提出了"非典"将在5月6日立夏后迅速消退的意见（5月6日是转折点，5月20日左右疫情基本得到控制）。该书出版时"非典"正在高峰期，这一预测意见已被后来的发展情况所证实。

也许有人会质疑"非典"的控制是党和政府果断决策，全国人民合力奋斗的结果，与运气何涉呢？我们认为，两者是不矛盾的。没有党和政府的英明领导，全国人民的齐心协力，现代科技的有力措施，"非典"的蔓延将不堪想象，历史上"家家有僵尸之痛，室室有号泣之哀"的惨状也许将再度重现。各种社会、人力因素可以影响疫病的规模程度，人类可以把某种流行病灭绝，但不能改变流行病发生的自然规律。天花、鼠疫消灭了，又出现了艾滋病、SARS 等新的病种。人类的繁衍进化，将永远伴随着与各种疾病，包括与流行性传染病的斗争。

一种疫病的暴发流行不是简单的气温、湿度等就能决定，还要看运气各种因素间的相互关系。同样是火气加临，主疫病的主要是初、二、五、终四个时段，在三之气和四之气《内经》就没有提到温疫，少阴君火加临于寒水司天湿土在泉年的五之气也不主疫。而且，即使是运气基本相同的年份，发生疫病的可能性也不完全一致，因为运气有常有变，所谓"时有常位而气无必也"（《素问·至真要大论》）。

影响运气的因素是多方面的，《素问·刺法论》和《素问·本病论》两篇中讲到运气的迁正、退位和"刚柔失守"问题，与疫病的发生尤为有关。兹摘录与今年（2003癸未）疫病有关的三段论述简析如下。

"是故丑未之年，少阳升天，主室天蓬，胜之不前，又或遇太阴未迁正者，即少阳未升天也。水运以至者，升天不前，即寒雾反布，凛冽如冬，水复涸，冰再结，暄暖乍作，冷复布之，寒暄不时。民病伏阳在内，烦热生中，心神惊骇，寒热间争。以成久郁，即暴热乃生，赤风气瞳翳，化成郁疠，乃化作伏热内烦，痹而生厥，甚则血溢。"（《素问·本病论》）

此段描述丑、未年若六气不能按正常的变化规律迁正、退位时可能出现的异常气候及疫病。试看 2003 年年初的情况，应属"升天不前"，故而"寒雾反布"、"寒暄不时"，以致"民病伏阳在内，烦热生中"，郁久"即暴热乃生"，"化成郁疠"，容易暴发疫病。

再看下面二段话："假令庚辰，刚柔失守，上位失守，下位无合，乙庚金运，故非相招，布天未退，中运胜来，上下相错，谓之失守，姑洗林钟，商音不应也，如此则天运化易，三年变大疫。详其天数，差有微甚，微即微，三年至；甚即甚，三年至。……又或在下地甲子乙未失守者，即乙柔干，即上庚独治之，亦名失守者，即天运孤主之，三年变疠，名曰金疠。"（《素问·刺法论》）

"假令庚辰阳年太过，如己卯天数有余者，虽交得庚辰年也，阳明犹尚治天，地已迁正，太阴司地，去岁少阴以作右间，即天阳明而地太阴也，故地不奉天也。乙己相会，金运太虚，反受火胜，故非太过也，即姑洗之管，太商不应，火胜热化，水复寒刑，此乙庚失守，其后三年化成金疫也，速至壬午，徐至癸未，金疫至也……下乙未未得迁正者，即地甲午少阴未退位者，且乙庚不合德也，即下乙未干失刚，亦金运小虚也，有小胜或无复，后三年化疠，名曰金疠，其状如金疫也，治法如前。"（《素问·本病论》）

上述二段经文告诉我们，判断疫病的发生，还需综合分析近三年的运气情况。2000年是庚辰年，正好是经文特别提到的干支年，该年出现大面积干旱，前大半年气温偏高，至11月又出现明显的气温偏低，属"中运胜来，上下相错"，"刚柔失守"之象。以北京为例我们所作气象数据分析（表2-4，表2-5，表2-6，表2-7）如下。

表 2-4　北京 2000 年平均降水与前 30 年平均降水 15 天差值对照图

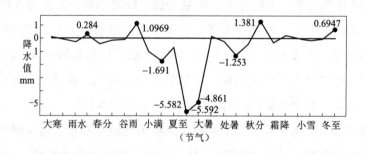

表 2-5　北京 2000 年平均相对湿度与前 30 年平均相对湿度 15 天差值对照图

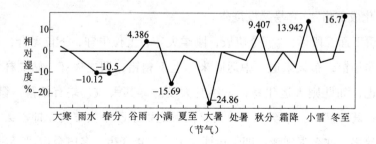

表 2-6　北京 2000 年平均气温与前 30 年平均气温 15 天差值对照图

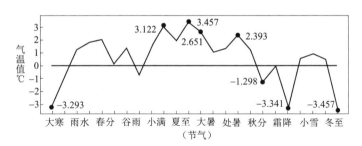

表 2-7　北京 2000 年平均日照与前 30 年平均日照 15 天差值对照图

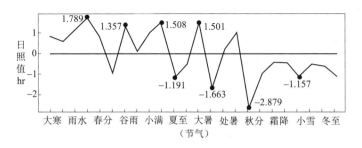

对 11 月份出现的"水复寒刑"，统计长江黄河流域 10 城市的气象数据（表 2-8）如下。

表 2-8　2000 年 11 月长江黄河流域 10 城市气象数据

时间段	北京	石家庄	太原	西安	济南	郑州	合肥	杭州	武汉	长沙
2000 年 11 月平均气温	3	4.2	1.6	5.6	6.4	6.9	9.4	11.5	9.9	10.2
11 月份 30 年平均气温	4.6	5.9	2.5	6.9	8.3	8	10.7	12.4	11.4	12.4
较 30 年平均气温下降度数	-1.6	-1.7	-0.9	-1.3	-1.9	-1.1	-1.3	-0.9	-1.5	-2.2

以上气象统计图表清楚反映了 2000 年火胜热化、水复寒刑的气候特点。按经文"三年变大疫"之说，正好应该在 2002 年至 2003 年发生疫情。经文说："三年化成金疫也，速至壬午，徐至癸未，金疫至也"。广东最早发现"非典"在 2002 年壬午，大规模流行在 2003 年癸未，《内经》的预测不幸言中，而且经文还明确指出发生的疫病是"金疫"，即呼吸道传染病。

假如我们重视和掌握了运气学说这一规律，在 2000 年 11 月就可及早预报和提防 2002~2003 年间可能出现的"金疫"了（有关《素问遗篇》"三年化疫"问题参见附录 3）。

2. 运气学说在疫病病机和证治方面的意义

SARS 患者的证候寒热错杂，燥湿相间，传变不按一般温病的卫气营血或三焦规律，使许多人在辨证时感到迷茫。

SARS 是新病种，古无成法可循。清代著名温病学家薛雪说："凡大疫之年，多有难识之症，医者绝无把握，方药杂投，夭枉不少，要得其总诀，当就三年中司天在泉，推气候之相乖者在何处，再合本年之司天在泉求之，以此用药，虽不中，不远矣"。

冠状病毒虽为 SARS 的直接致病源，但从运气学说的观点看，疫毒必藉时气而入侵，得伏气而鸱张。从运气的角度分析，三年前的庚辰年刚柔失守产生的"燥"和"热"是伏气，因伏邪直中三阴，故初起即见内热肺燥证象，发病急暴。癸未年的升降失常及二之气的"寒雨数至"造成的"寒"和"湿"则是时气，由疫毒时气引动伏气，燥、热伏郁于内，寒、湿侵淫于外，伏气和时气的交互作用，导致了 SARS 内燥外湿、内热外寒的病机证候特征。晚清名医薛福辰认为凡病内无伏气，病必不重；重病皆新邪引发伏邪者也。故 SARS 的燥热与湿寒相较，应以燥热为重。

综观各种非典防治方案，对非典的热、毒、瘀、湿、虚诸端，考虑已颇周详，也有医家论及阴证寒疫问题，惟于伏气之燥多未注意，因而对肺燥这一重大病机的处理难中肯綮。

何廉臣《重订广温热论》云："医必识得伏气，方不至见病治病，能握机于病象之先。"大凡伏气皆病发于里，故早期便可见正虚阴伤。非典早期即出现极度乏力，恰是伏燥伤肺的重要指证。笔者认为，若外感骤见极度乏力，多为伏燥伤肺所致。

一般将乏力归之热伤气津，但非典患者多为青壮年，有些患者早期出现极度乏力时，发热时间不长，亦无大汗，若云热伤气津，于理欠通。

刘完素《素问玄机原病式》归纳病机十九条谓："诸气膹郁病痿，皆属肺金"，又云："筋缓者，燥之甚也"。指出了外感急性乏力与肺燥的关系。喻嘉言《医门法律》讲得更明白："病机之诸气膹郁，皆属于肺；诸痿喘呕，皆属于上，二条明指燥病言矣"；"肺气膹郁，痿喘呕咳，皆伤燥之剧病"；"惟肺燥甚，则肺叶痿而不用，肺气逆而喘鸣，食难过膈而呕出。三者皆燥证之极者也"；"诸气膹郁之属于肺者，属于肺之燥，非属于肺之湿也。"

何廉臣《重订广温热论》云："虚燥从伏邪伤阴，阴虚生火，火就燥而成，病势较实火症似缓实重，用药必贵于补。如发于太阴肺者……神多困倦……咽干喉燥，气喘咳逆，或干咳无痰，即有稀痰，亦粘着喉间，咯吐不爽，或痰中间有红丝红点……翻身则咳不休"。所述可一字不改拿来描述SARS。

明清医家论述伏气时，大多从寒邪伏于少阴立说。清末刘恒瑞《伏邪新书》虽已提到"伏燥"之名，但终因未有亲历，只能笼统言之，一笔带过。SARS的发生，使我们见识到了邪伏太阴肺的"伏燥"证象。

对"伏燥"的治则，前人缺少系统论述，SARS是内燥外湿，《重订广温热论》谓"燥又夹湿之际，最难调治"，故如何处理润燥与化湿的矛盾，是问题的关键所在。伏燥伤津犹烈，故治疗时当步步顾护阴津。

不少人在治疗非典时都注意到化湿问题。但非典之湿是时气，是兼邪，为害轻而易治，化湿时必须强调不能伤津，不宜多用香燥。石寿棠在《医原》中提出治肺燥时需注意"五相反"。"燥邪用燥药，一相反也；肺喜清肃，而药用浊烈，二相反也；肺主下降，而药用升散，三相反也；燥邪属气……肺为清虚之脏……苦寒沉降，阴柔滞腻，气浊味厚，病未闭而药闭之，病已闭而药复闭之，四相反也；气分之邪未开，而津液又被下夺，五相反也。"故在用药方面，退热时的辛散发汗，攻毒时的苦寒重剂，补虚时的滋腻厚味，均在避忌之列。

《素问·至真要大论》云："燥淫所胜，平以苦湿（温），佐以酸辛，以苦下之。"石寿棠《医原》认为，"苦当是微苦，如杏仁之类，取其通降；温当是温润，非温燥升散之类。""辛中带润，自不伤津，而且辛润又能行水，燥夹湿者宜之。"2003年运气主要因素中无风，该年北方很少有沙尘暴，发生的疫病证候亦无风。天人相应，高度一致。SARS的证情与五运六气理论如此契合，若能重视运气因素的影响，应该可以大幅提高中医对该病的防治效果

19

（有关"伏燥"问题参见附录4）。

（二）对人体正气在抵抗疫病中作用的认识

《内经》的另一重要思想是强调人体正气在预防外邪侵袭中的主导作用。《灵枢·百病始生》："风雨寒热，不得虚，邪不能独伤人。卒然逢疾风暴雨而不病者，盖无虚，故邪不能独伤人。此必虚邪之风与其身形两虚相得，乃客其形。"《素问·刺法论》："五疫之至，皆相染易，无问大小，病状相似，不施救疗，如何可得不相移易者？岐伯曰：不相染者，正气存内，邪不可干。"说明疫病的发生，取决于致病源和人体正气虚弱两个方面，人体正气强盛，可以防止病邪入侵。吴有性《温疫论》中对《内经》的这一观点做了具体的阐述："本气充实，邪不能入，《经》云：'邪之所凑，其气必虚。'因本气亏虚，呼吸之间，外邪因而乘之。昔有三人，冒雾早行，空腹者死，饮酒者病，饱食者不病。疫邪所着，又何异耶？"

2003年"非典"流行，得病的毕竟是极少数，即使是接触过患者的人，也不是人人都会染上"非典"。究其原因，个体对病毒抵抗力的强弱，是最重要的因素之一。

《灵枢·五变》中黄帝和少俞还有一段形象生动的讨论："黄帝问于少俞曰……夫同时得病，或病此，或病彼，意者天之为人生风乎，何其异也？少俞曰夫天之生风者……犯者得之，避者得无殆，非求人而人自犯之。黄帝曰，一时遇风，同时得病，其病各异，愿闻其故？少俞曰：善乎哉问！请论以比匠人。匠人磨斧斤砺刀，削斫材木。木之阴阳，尚有坚脆，坚者不入，脆者皮弛，至其交节，而缺斤斧焉。夫一木之中，坚脆不同，坚者则刚，脆者易伤，况其材木之不同，皮之厚薄，汁之多少，而各异耶。夫木之早花先生叶者，遇春霜烈风，则花落而叶萎。久曝大旱，则脆木薄皮者，枝条汁少而叶萎。久阴淫雨，则皮薄多汁者，皮溃而漉。卒风暴起，则刚脆之木，枝折杌伤。秋霜疾风，则刚脆之木，根摇而叶落。凡此五者，各有所伤，况于人乎？"

疫病发生时，也可因体质的不同而导致各种证候的不同。这是中医的体质从化理论（有关"三虚"致疫问题参见附录5）。

二、《内经》对疫病的预防思想

生命具有自组织、自调节、自修复、自稳定的能力,对多数疾病来说,动员发挥人体自身的能力即可加以消除。中医的目标主要在于激发人体的自我抗病能力,调节人与自然关系的和谐一致,以促进人在生命过程中的自我稳定。

《内经》对疫病的预防思想,既强调了固护正气的重要性,又提出了要避其毒气的主张。

(一)固护正气

《内经》强调正气在温疫发病方面的主导作用,故其预防措施的重点也首先体现在如何固护人体的正气上。

如何固护人体正气,增强抵御外邪的能力呢?《内经》提出的方法最具特色的有精神调摄、顺应自然、饮食节制和藏精固本诸方面。

1. 精神调摄

《内经》非常重视人的情志活动与身体健康的关系,提出七情内伤为致病的主要因素之一。《灵枢·口问》曰:"夫百病之始生也,皆生于风雨寒暑,阴阳喜怒,饮食居处。大惊卒恐,则血气分离,阴阳破败,经络厥绝,脉道不通,阴阳相逆,卫气稽留,经脉虚空,血气不次,乃失其常。";"悲哀愁忧则心动,心动则五藏六府皆摇。"关于情志失调对身体影响的具体讨论,在《内经》中随处可见,如:"怒则气上,喜则气缓,悲则气消,恐则气下……惊则气乱,劳则气耗,思则气结";"恐则精却,却则上焦闭,闭则气还,还则下焦胀,故气不行矣";"惊则心无所倚,神无所归,虑无所定,故气乱矣"(《素问·举痛论》);"愁忧者,气闭塞而不行"(《灵枢·本神》)等。可见,情志失常不但可致病,而且病后可因情志刺激而使病情加重,影响治疗效果。因此《内经》主张保持神志安宁,性情舒畅,从而使正气旺盛,抗病能力增强,所谓"恬憺虚无,真气从之,精神内守,病安从来"(《素问·上古天真论》)。"非典"暴发流行时,在社会上引起了一些人的恐慌,这对人体的抗病力是很不利的。人们应注意精神调适,坚决排除不必要的恐慌和一切不良心态，防止因恐惧导致机体免疫力下降。只有保持乐观开朗的良好心态，才能有利于防止"非典"的发生。即使有了病，也会因乐观情绪而有利于疾病的康复。

2. 顺应环境

顺应四时阴阳的变化是《内经》的重要思想，《内经》指出不同的季节养生保健的重点也应有所不同。如《素问·四气调神大论》提出"春夏养阳，秋冬养阴，以从其根"。若不顺从四时规律，"逆其根则伐其本，坏其真矣。故阴阳四时者，万物之终始也，死生之本也，逆之则灾害生，从之则苛疾不起，是谓得道"。这里讲的春夏需要特别养护的"阳气"直接关系到身体抵抗病邪的能力，这对防治"非典"具有很强的现实意义。

3. 饮食节制

注意饮食节制，虽非中医所独有，但《内经》在这方面的论述仍具相当特色。《内经》反复强调了脾胃的重要性，认为"人以水谷为本"，四季脉皆"以胃气为本"（《素问·平人气象论》），"五脏者皆禀气于胃，胃者五脏之本也"（《素问·玉机真藏论》），"胃不和则精气竭"（《素问·厥论》）。若饥饱无常，饮食不节，不但损伤脾胃，也会影响整体功能，降低抗病能力。《内经》的这一思想，到金元时期被李东垣的《脾胃论》作了进一步的发挥，明清医家遂有脾胃为人体后天之本的提法，与机体的抗病能力有密切关系。《内经》认为湿邪最易损伤脾胃阳气，需于饮食卫生中特加注意。本次"非典"的病原体冠状病毒除了侵犯肺脏外，也易侵犯消化系统，故应加强饮食卫生，做到《内经》讲的"食饮有节"，保护并增强脾胃之阳的抗疫功能。

按照《内经》的观点，节制饮食，一是不能暴饮暴食，造成消化不良性疾病。二要避免饥饿，《内经》认为若不能按时进食，"半日则气衰，一日则气少矣"（《灵枢·五味》）。三要注意少食寒凉、湿腻的食品，适当多食辛温化湿的食品，以保护脾阳的抗邪功能。

4. 藏精固本

《内经》认为，冬天善于藏精养生的人，正气充足，来春就有抵御温邪侵袭的能力。《素问·金匮真言论》云："藏于精者，春不病温"。冬不藏精者，耗损人体正气，就可能降低机体免疫能力，导致病毒感染而发生疫病。

　　藏精固本一是注意生活要有规律，避免"醉以入房，以欲竭其精，以耗散其真，不知持满，不时御神，务快其心，逆于生乐，起居无节"等不良生活习惯，做到"起居有常，不妄作劳"，以保持旺盛的精力，抵抗病邪的侵袭。二是对于平素体弱多病的人，注意未病先防，适当用中药培元固本，以增强机体的免疫功能。临床上冬季服用膏滋补精固本者，有明显的预防冬春季呼吸道传染病的效果。

（二）趋避邪气

　　正气的御邪能力毕竟是有一定限度的，病毒侵入过多，超过了人体正气的抗邪限度，人仍难免会得病。故趋避邪气的侵袭也是预防疫病的重要环节。《内经》在重视人体正气的主导作用的同时，仍强调要"避其毒气"（《素问·刺法论》），认为"虚邪贼风，避之有时"（《素问·上古天真论》），需"避虚邪以安其正"（《素问·六元正纪大论》）。

　　要避免疫邪的侵袭，除了疫病发生后采取隔离措施外，能在疫病发生前预知疫气产生的时间及其特征，对趋避邪气无疑具有非常重要的意义。例如2003 年二之气为疫病高发时段，该时段的运气偏于寒湿，则注意避寒避湿就可以在一定程度上达到趋避疫邪的目的。若能做到《素问·刺法论》所说的提前注意观察运气"升降不前"（迁正为升，退位为降）的异常变化，对疫病就更"可以预备"，"可以先防"，达到更好的避邪效果了。

第三章　张仲景《伤寒论》与疫病

一、《伤寒论》的问世与东汉末期疫病大流行的关系

东汉中后期，我国中原地区疫情频发。《后汉书·五行志》记录有疫情10次，全发生在安帝元初六年（公元119年）以后。尤其是建安年间（196~220年）疫情持续时间之长，死亡人数之多，是历史上少见的。如曹植在《说疫气》一文中记载："建安二十二年，疠气流行，家家有僵尸之痛，室室有号泣之哀；或阖门而殪，或覆族而丧。"描写了当时疫气流行的情况。建安七子之一王粲在他的《七哀诗》中也写道："出门无所见，白骨蔽平原。路有饥妇人，抱子弃草间。顾闻号泣声，挥泪独不还。未知身死所，何能两相完。"张仲景的《伤寒论》，正是在这样的历史背景下问世的。

张仲景，名机，后汉南阳郡涅阳（今河南南阳地区邓州市）人，约生活于公元150年~219年。张仲景所处的东汉末年是一个极端动荡黑暗的社会。外戚宦官相互残杀，朝廷昏庸无道，当权者只知争权夺利，文史农事不修。从黄巾军起义被镇压之后，董卓、袁绍、袁术、孙坚、曹操、刘备等军阀兼并，战祸连年，局势动荡，疫病的流行也就不足为奇了。

张仲景著述《伤寒论》的动机，据其《伤寒卒病论》自序中称："余宗族素多，向逾二百，建安纪年以来，犹未十稔，其死亡者三分有二，伤寒十居其七，感往昔之沦丧，痛横夭之莫救，乃勤求古训，博采众方，撰用素问、九卷、八十一难、阴阳大论、胎胪药录，并平脉辨证，为伤寒杂病论合十六卷"。可见其主要是针对当时流行肆虐的疫病而作，是对当时外感流行性疾病的治疗经验总结。

二、"伤寒"名实辨

不同时代，不同场合，使用"伤寒"这个名词的含义也有所不同。"寒"之本义，《说文》释为"冻也"，但《内经》中使用"伤寒"一词时已非本义

了。《素问·热论》云："今夫热病者，皆伤寒之类也"，伤寒在此已泛指一切外感热性病。《难经·五十八难》又曰："伤寒有五，有中风，有伤寒，有湿温，有热病，有温病"，则伤寒又有了广义和狭义的不同概念。长期以来，广义伤寒被作为一切外感病的总称，也包括疫病。《肘后方》云："贵胜雅言，总呼伤寒，世俗因号为时行。"《千金方》引《小品》云："伤寒雅士之辞，天行瘟疫田舍间号耳"。伤寒之名为什么能包括温疫而成为一切外感病的总称呢？《伤寒例》引《阴阳大论》的话解释道："其伤于四时之气，皆能为病，以伤寒为毒者，以其最成杀厉之气也。"《外台秘要》引许仁则论天行病则云："此病方家呼为伤寒，而所以为外感病之总称者，盖寒为天地杀厉之气亘于四时，而善伤人，非温之行于春，暑之行于夏各旺一时之比，是以凡外邪之伤者尽呼为伤寒。仲景所以命书名，只取于此而已。"这里的"寒"字成了一切侵袭人体的"毒"、"害"的代表，故仲景以伤寒之名赅百邪而统论百病。

《伤寒论》所论之伤寒，与《难经》一样，有广义和狭义两个概念。作为名书的"伤寒"是广义的概念，故原书名《伤寒卒病论》，书中记载的疾病，不但包括了"温病"、"痉"、"湿"、"暍"、"黄疸"、"狐惑"、"阴阳毒"、"疟"、"痢"、"霍乱"等热性病（其中不乏现代医学的急性或亚急性传染病），还包括了大量内科杂病（后来被分出独立的《金匮要略》，即以内科杂病为主，甚而还包括了妇科内容）。狭义伤寒主要指感受寒邪以后引起的一系列证候，如与"中风"、"温病"等并称的"伤寒"即使用了狭义的概念。

《伤寒卒病论》之"卒"字，因《金匮要略》的出现，南宋郭雍遂疑为"杂"字之误书；近世丹波元胤《医籍考》、谢观《中国医学大辞典》等附和此说，使"卒"为"杂"之讹字说几成定论。认为"卒"为讹字者大都把"卒"字读为"仓卒之卒"。其实，这里的"卒"为众多之义，《伤寒卒病论》的意思是因伤寒引起的各种各样的病。"卒"、"杂"、"众"、"总"、"诸"一声之转，音义相近，常可通用。张仲景《伤寒论》自序中"为伤寒杂病论合十六卷"之"杂"字就常被引作"卒"字，北宋庞安常《伤寒总病论》被人称为"庞安常卒病论"（如严器之序《伤寒明理论》、陶华《伤寒明理续论》自序等），均可为证。搞清"卒"字含义，对讨论"伤寒"概念、《伤寒论》内容范围及"六经"实质等均有重要意义。

三、"伤寒"与疫病

尽管张仲景在《伤寒论》的自序中明言此书为当时流行的疫病而作，但书中内容以感受风寒之邪的狭义伤寒证居多也是不争的事实，故当后世温病学家主张疫病主要为温热之邪后，《伤寒论》遂被与温病学著作对立看待，近人更多将具有传染性、流行性的外感发热性疾病统称温病，而将伤寒局限于风寒引起的一类非流行性外感病，一些人对《伤寒论》能否用于治疗疫病也就产生了疑问。

张仲景的《伤寒论》既然是针对当时流行的疫病而作，为何所论大多为感受风寒之病呢？其实，按照《内经》理论，六气皆能致疫，认为只有火热温邪才能致疫是后世某些温病学家的片面观点。明清医家以温论疫取得的巨大成功（这与他们观察到的疫病多为温邪所致有关），以致忽略了对东汉疫病性质的考察。其实，从《伤寒论》中所述的证候看，也并非均为一般外感，其中如"并病"、"越经传"、"直中"、"坏病"等均具有发病急骤、来势凶猛、传变迅疾、变化险恶的疫疠特点。

我们将东汉末期的疫病流行与当时气候变化的特点作比较分析，发现这次疫病流行的高峰期——2世纪末至3世纪初，恰恰处在开始于2世纪后半期的寒冷周期。竺可桢先生在《中国近五千年来气候变迁的初步研究》中指出："到东汉时代，我国天气有趋于寒冷的趋势。有几次冬天严寒，晚春国都洛阳还降霜降雪，冻死不少穷苦人民……直到三国时曹操（公元155~220）在铜雀台种橘，只开花而不结果，气候已比汉武帝时寒冷。曹操儿子曹丕在公元225年，到淮河广陵（今之淮阴）视察十多万士兵演习，由于严寒，淮河忽然冻结，演习不得不停止。这是我们所知道的第一次有记载的淮河结冰。那时气候已比现在寒冷了。这种寒冷气候继续下来，每年阴历四月（阳历五月份）降霜，直到第4世纪前半期达到顶点。在公元366年，渤海湾从昌黎到营口连续三年全部冰冻，冰上可以来往车马及三四千人的军队。徐中舒曾经指出，汉晋气候不同，那时年平均温度大约比现在低2℃~4℃。"这应该是东汉后期产生大疫情的重要原因之一，也提示该时期疫病流行的病邪性质与寒冷低温有密切关系。了解这一历史背景，才能更好地体会《伤寒例》中

"以伤寒为毒者，以其最成杀厉之气也"的意义。

过去分析东汉末年疫病流行的原因，常归结于东汉末年的战乱。战争固然与疫病的发生和流行有很大关系，但从历代统计数字看，发生于战后的疫病流行大约只占疫病流行总数的¼左右，故社会动乱不是疫病发生的最主要原因，不能因存在战争因素而忽略了对自然环境变化因素的分析研究。

四、《伤寒论》对后世疫病辨治的意义

《伤寒论》在《素问·热论》六经分证的基础上，把外感错综复杂的证候及其演变加以总结，建立了以六经为纲的辨证论治体系。金元时期，刘完素倡火热病机，谓"热病只能作热治，不能作寒医"，在治疗上突破了《伤寒论》治则上的辛温解表和传变上的先表后里等原则。王履在《医经溯洄集》中更进一步提出"温病不得混称伤寒"，"决不可以伤寒六经病诸方通治"的观点。迨至明清，随着温病学派"卫气营血"和"三焦"辨证体系的逐渐形成，医家大多不再用六经理论来辨治温热性疾病，六经辨证能否用于疫病辨治受到质疑。

既然张仲景的《伤寒论》是对外感流行性疾病治疗经验的总结，为何六经辨证不适用于温病的辨证了呢？这个问题曾在伤寒学派和温病学派之间引起过许多争论，也长期困扰着研究中医外感病学的医家们。我们认为，张仲景所论六经辨证内容，主要是对东汉末年他所经历的疫病证治的经验总结。《伤寒论》是张仲景医疗实践的真实记录，他的六经辨证体系详于三阳而略于三阴，不作过多的推衍以求理论上的完美。不同时期的疫病有不同的运气特点，临床表现也不尽相同。北宋医家将《伤寒论》用于当时的疫病已经感觉到不足，例如庞安常在《伤寒总病论》中就发挥唐代孙思邈《备急千金要方》之说而有五大温证的论述，朱肱也说："仲景药方缺者甚多，至如阴毒伤寒，时行温疫、温毒发斑之类，全无方书"（《活人书·卷十六》）。金代医家张元素则提出了"运气不齐，古今异轨，古方新病不相能也"（《金史·卷一三一·方技传》）之说。不能要求东汉末年张仲景论述的内容，能囊括后世疫病的所有证候。后世医家根据各自所见疫病的实际情况对《伤寒论》的辨证施治内容做出补充，甚而另创新的辨证体系，都是很正常的，也是医学

发展的必然和进步创新的表现。墨守《伤寒论》成法，胶柱鼓瑟的态度固然不足取，但若因此而认为《伤寒论》不是治疫病的书，六经辨证不能用于疫病，则未免矫枉过正，不顾历史了。

尽管不同历史时期的疫病会有不同的临床表现和病机特性，但在疾病的基本规律方面仍有共性。特别是对更重视人体正气因素和天人关系的中医学来说，临床主要辨的是人体的功能状态和正邪关系，正气的愈病机制对各种不同的疾病都有相通的一面。清代名医柯韵伯说："仲景之六经，为百病立论，不专为伤寒一科，伤寒杂病，治无二理，咸归六经之节制"（《伤寒来苏集》）。指出了《伤寒论》的六经辨证体系对于其他疾病的普遍指导意义。温病学说倡行以后，《伤寒论》在辨治疫病方面依然发挥着重要作用，已为后世无数医家的事实证明。

抗击"非典"的实践启示我们，防治疫病，应重视《伤寒论》的价值，不株守温病一家之说，才能更好、更全面地发挥中医药的作用。

五、"六经"探源

《伤寒论》中的某些方治被温病学家所继承运用是众所周知的事实，对此不会有大的争议，学术上争议较多的是六经辨证能否适用于温病的问题。其实，《伤寒论》的内容能否满足温病需要与六经辨证能否适用于温病辨证是两个不同概念的问题，不能把《伤寒论》和"六经辨证"画等号。"六经辨证"不从《伤寒论》始，《伤寒论》也不是六经辨证的终结。这里首先要搞清的是六经辨证的概念和实质。

历代医家对六经问题讨论颇多，北宋朱肱在《活人书》中首列经络图，专从足六经的循行分布及生理特点来分析六经病机，为六经经络学说。但也有不少医家认为六经并非经络而有"六经非经"之论。明代方有执认为"六经者，犹儒家六经之经，犹言部也……天下之大，事物之众，六部尽之也；人身之有，百骸之多，六经尽之也。"（《伤寒论条辨·图说》）"六经各一经络脏腑。"（《伤寒论条辨·后序》）方氏以脏腑经络而论六经又以脏腑为主者。清代柯琴用"周礼分六官"来比喻六经，看法略同于方氏，但柯氏不以脏腑而以地面经界为说，谓"仲景之六经，是经界之经，而非经络之经。"

（《伤寒论翼·六经正义》）清代张志聪以六气阐发六经，"此皆论六气之化本于司天在泉五运六气之旨，未尝论及手足之经脉"（《伤寒论集注·伤寒论本义》）；黄元御、陈念祖等均为六经气化说之倡导者。其他如宋代许叔微之八纲说，清代程应旄之形层说，近贤陆渊雷氏之阶段说，章次公等之症候群说，时振声等之阴阳消长等说，不能尽举。

讨论六经实质，关键在"三阴三阳"的概念。一般认为，三阴三阳是阴阳的再分。事物由阴阳两仪各生太少（太阴、少阴，太阳、少阳）而为四象，进而又分化出非太非少的阳明和厥阴，形成三阴三阳。但作为辨证纲领的六经，并没有把热象最著或阳气最盛的病叫太阳病，也没有把寒象最重或阳气将绝，抑或传变到最里的病叫太阴病。且太阳主表，何以不联系主皮毛的肺卫而与膀胱配应呢？为什么温邪外感就不是先犯太阳呢？太阴若为阴之极，为什么《伤寒论》太阴病提纲云："太阴之为病，腹满而吐，食不下，自利益甚，时腹时痛。"讲的仅是一般脾胃消化道症状吗？太阴病的第二条是"太阴中风，四肢烦痛"，第四条是"太阴病，脉浮者，可发汗，宜桂枝汤"，均不能以寒盛里极作解释。日本汉方医家把少阴病说成是"表阴证"，但《伤寒论》少阴病多亡阳危候，论中列出的"难治"、"不治"、"死"的条文就有 8 条之多，远较太阴和厥阴病深重，其证候性质能以"表阴"概括吗？等等此类的问题，显然不是简单的阴阳再分说所能解释清楚。

自然界的阴阳气是具有盛衰变化的节律运动，阴阳代表了气化运动的两种象态：由衰到盛——阳象；由盛到衰——阴象。古人把阴阳气的盛衰变化理解为一种周期性的开阖运动，由开阖运动产生万物。开阖运动可分为开、阖、枢三种状态，故"三生万物"。阴阳各有开、阖、枢，就产生了三阴三阳六气。

三阴三阳理论是中医阴阳学说的一大特色。《黄帝内经素问》论述三阴三阳的篇名叫"阴阳离合论"，这就明确指出了三阴三阳与"阴阳离合"密切相关。什么叫"阴阳离合"呢？《史记·历书》说："以至子日当冬至，则阴阳离合之道行焉。"说明三阴三阳的划分是以一年中阴阳气的盛衰变化为依据，三阴三阳表述的是自然界阴阳离合的六种状态。

《素问·阴阳离合论》云："圣人南面而立，前曰广明，后曰太冲；太冲

31

之地，名曰少阴；少阴之上，名曰太阳……广明之下，名曰太阴；太阴之前，名曰阳明……厥阴之表，名曰少阳。是故三阳之离合也，太阳为开，阳明为阖，少阳为枢……三阴之离合也，太阴为开，厥阴为阖，少阴为枢。"图示（图3-1，图3-2）如下。

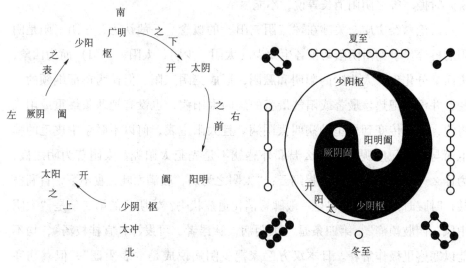

图3-1　三阴三阳开阖枢图　　　　图3-2　顾氏三阴三阳太极时相图

　　三阳之开、阖、枢，为什么太阳为开，少阳为枢，阳明为阖呢？从上面图式中可以看到，太阳在东北方，冬至过后，正是阳气渐开之时，故为阳之"开"；阳明在西北方，阳气渐收，藏合于阴，故为阳之"阖"；少阳在东南方，夏至太阳回归，阴阳转枢于此，故为阳之"枢"。三阴之开、阖、枢同理：太阴在西南，夏至以后，阴气渐长，故为阴之"开"；厥阴居东向南，阴气渐消，并合于阳，故为阴之"阖"；少阴在正北方，冬至阴极而一阳生，故为阴之"枢"。

　　三阴三阳的开、阖、枢，决定了"六经"各自的属性和不同特点。需要用五运六气在不同时空方位阴阳气的状态来理解三阴三阳。从五运六气看六经，以往六经理论中的一些难题，就大多可以得到较为合理的解释。例如：风寒外感，何以先犯足太阳？为什么温邪外感又首先犯手太阴肺？按三阴三阳六气开阖枢方位，太阳在东北，阳气始开之位；太阴在西南，阴气始开之位。《素问·五运行大论》云："风寒在下，燥热在上，湿气在中，火游行其间。"寒为阴邪,故风寒下受,宜乎先犯足太阳。温热在上,又属阳邪,故温邪上受,就要先犯手太阴。气分是阳明,营分血分是内入少阴。可见六经辨证和卫气营血辨证的理论基础都是三阴三阳"六经",用"六经"模式就可以把两者统一起来。

由此联系到中医的伏邪学说。前人认为寒邪"无不伏于少阴"。为什么伏于少阴呢?因少阴和太阳同处北方时位,寒邪从北方入侵,体实则从太阳而发(所谓"实则太阳"),体虚则心肾阳气受损,发病时呈现出少阴病特征,故称"邪伏少阴"。再看SARS,按"三年化疫"理论,病邪主要为伏燥和伏热,燥热从上犯手太阴肺,故SARS呈现出伏燥发于太阴而伤肺的特征。

《素问·热论》描述六经传变,只涉及足之六经而未及手六经。《伤寒论》的六经辨证,基本上继承了《素问·热论》六经的概念。经北宋朱肱的发展,遂有"六经传足不传手"之说。后人对此多存疑问,不知其所以然。如方有执在《伤寒论条辨或问》中说:"手经之阴阳,居人身之半;足经之阴阳,亦居人身之半。若谓传一半不传一半,则是一身之中,当有病一半不病一半之人也。天下之病伤寒者,不为不多也,曾谓有人如此乎?"从阴阳离合的开、阖、枢方位可知,三阴三阳与经络的配应,确乎先从足六经开始。

再从三阴三阳与脏腑的联系看,足六经与脏腑的关系是太阳——膀胱,阳明——胃,少阳——胆,太阴——脾,少阴——肾,厥阴——肝。何以忽略了人体最重要的器官心和肺呢?从三阴三阳开阖枢方位图可知,心所处的正南和肺所处的正西都不是三阴三阳的正位。南北对冲,正北为少阴,而心称手少阴;少阴缘心火而配属"君火",少阴病多心肾阳衰证候。西方属太阴阳明之地,"实则阳明,虚则太阴",肺称手太阴,辨证宜从太阴阳明中求之。

人气应天,"天有六气,人以三阴三阳而上奉之。"三阴三阳在天为风木、君火、相火、湿土、燥金、寒水六气,在人"各以气命其藏",也各以气命其经。清代张志聪《伤寒论集注·伤寒论本义》在阐述六经时云:"此皆论六气之化本于司天在泉五运六气之旨,未尝论及手足之经脉"。张氏强调六经是六气之化是对的,但六经不是经络而又不离经络;不是脏腑却可统赅脏腑;不是风、寒、暑、湿、燥、火六气,但又与风、寒、暑、湿、燥、火密切相关。故伤寒学家强调"伤寒之法可以推而治杂病","六经岂独伤寒之一病为然哉,病病皆然也。"

简而言之，三阴三阳的模式起源阴阳离合的开阖枢，继而由天人相应而系连经络脏腑成为分证纲领。三阴三阳与经络、脏腑等相结合，最终完成六经辨证的系统理论模式。《伤寒论》的六经辨证是对这一系统理论模式的综合运用。

《伤寒论》六经与《素问·热论》六经的关系，也是六经研究中争论较多的一个问题。有人认为，《素问·热论》以表里分阴阳，六经相传均为热证；《伤寒论》以寒热别阴阳，三阳为热，三阴为寒，因而《伤寒论》六经与《素问》六经不是同一概念。其实，从六经辨证的发展过程可知，《伤寒论》中的六经是对《素问》六经基础上的发展与深化，尽管两者在证候的归纳上有所差异，但三阴三阳的基本原则是一致的。两者六经的顺序相同，更表示了直接的源流关系。研究古代医学思想，不能脱离当时的历史背景。《内经》时代运气学说已经盛行，张仲景在采用《内经》热病的六经纲领时，自然会遵循气化原理，将有关概念渗透进去。

厘清"六经"的来历和实质，对正确理解六经辨证的概念，评估六经辨证在外感及疫病辨治中的价值地位，具有极为重要的意义（有关"六经"问题参见附录6）。

第四章　六朝隋唐医家论疫病

一、王叔和《伤寒例》的论述

魏晋时期的太医令王叔和曾搜集整理张仲景有关著述，并撰《伤寒例》一篇，对疫病的病因病机提出了一些新的见解。王叔和的论点主要包括以下几项。

（一）"寒毒藏于肌肤"说

王氏在《内经》"冬伤于寒，春必病温"（《素问·生气通天论》）以及"凡病伤寒而成温者，先夏至日者为病温，后夏至日者为病暑"（《素问·热论》）等论述的基础上，进一步指出："不即病者，寒毒藏于肌肤，至春变为温病，至夏变为暑病。暑病者，热极重于温也。"这在理论上为伏气温病说提供了依据。

（二）"遇温气变为温疫"说

《伤寒例》中有这样一段话："阳脉濡弱，阴脉弦紧者，更遇温气，变为温疫。"其意思是说，冬伤于寒未即发病，寒毒伏藏，更遇温气可发为温疫。这一由新感引动伏邪而发疫病的理论，对后世温病学说有很大影响。

（三）"冬温之毒"和"时行之气"说

《伤寒例》引《阴阳大论》之说曰："其冬有非节之暖者，名为冬温。冬温之毒与伤寒大异。"又曰："凡时行者，春时应暖而反大寒，夏时应大热而反大凉，秋时应凉而反大热，冬时应寒而反大温，此非其时而有其气。是一岁之中，长幼之病多相似者，此则时行之气也"。"冬温之毒"和"时行之气"的提出，突破了《内经》"今夫热病者，皆伤寒之类也"的范畴，开新感温病说之先河。"长幼之病多相似者"的描述，说明王叔和看到的是具有传染性的疫病。

二、葛洪《肘后方》的论述

东晋葛洪（公元 281~342），字稚川，号抱朴子，丹阳（江苏句容）人。史称"博闻深洽，江左绝伦"。撰有《玉函经》100 卷（原书已佚），因卷帙浩繁，不便携带，又从中抄出价廉易得，可备急用的单验方 3 卷，名《肘后救卒方》。书中对一些传染病，如虏疮（天花）、尸注（某些症状相当于肺结核一类病）等已有较详细的描述，反映出这一时期医家对疫病的认识又有了新的进步。葛洪对疫病发病原因的阐述更有独到见解，并收录了较多防治疫病的方药。

（一）"疠气兼挟鬼毒相注名为温病"说

在"治伤寒时气温病方"中，葛洪写道："伤寒、时气、温疫三名同一种耳，而源本小异。其冬月伤于暴寒，或疾行力作，汗出得风冷，至春夏发，名为伤寒。其冬月不甚寒，多暖气，及西南风使人骨节缓堕受邪，至春发，名为时气。其年岁月中有疠气，兼挟鬼毒相注，名为温病。如此诊候并相似。又贵胜雅言，总名伤寒，世俗因号为时行。"葛洪这段话有两点值得注意，一是说伤寒、时气、温疫三种病，"贵胜雅言，总名伤寒"，说明当时一切外感病仍都归属于伤寒。二是指出"疠气兼挟鬼毒相注，名为温病"。这里的"鬼毒"可理解为致病微生物。古人的条件虽然还不能观察到具体的细菌、病毒等致病微生物，但已经能感觉到这种致病因素的存在，将其称之为"鬼毒"。更值得称道的是葛洪并未把发病原因局限在"鬼毒"上，而是提出"疠气兼挟鬼毒相注"的观点，疠气即不正之气，是气候变化的异常，把致病微生物和气候因素结合起来讨论疫病的发生，这是非常高明的见解。西方医学原来对于流行病的病因只注意寻找致病微生物，对"非典"的流行，有关专家已指出与气候条件密切相关。葛洪的见解对于我们今天探讨流行病的发病原因有很好的启示作用。

（二）治瘴气疫疠温毒诸方

葛洪在《肘后方》中有"治瘴气疫疠温毒诸方"一节，收录了20多则防治疫病的方剂，其中主要为预防用方。方剂的剂型和使用方法丰富多样，可见当时对疫病的预防已积累了相当丰富的经验。兹列举不同类型方剂和各种用法如下。

1. 散剂

口服法方："辟温疫恶疾，令不相染著气方。肉桂、真珠各一份，贝母三份，熬，鸡子白熬令黄黑，三分。右四味捣筛，岁旦服方寸匕。若岁中多病，可月月朔望服之，有病即愈。病人服者当可大效。"

涂抹法如"雄黄散"方："雄黄五两、朱砂一作赤木、菖蒲、鬼臼各二两。右四味捣筛末，以涂五心、额上、鼻、人中及耳门。"雄黄、丹砂等含有汞、砷、砒等成分，有强烈的杀菌、抑菌作用。涂于额、鼻等处，可能会有防治呼吸道传染病的作用。

粉身法如"姚大夫辟温病粉身方"："苍术、川芎、白芷、藁本、零陵香各等分。右五味捣筛为散，和米粉，粉身。"

薰烧法如"太乙流金散"方："辟温气方，太乙流金散。雄黄三两，雌黄六两，矾石、鬼箭羽各一两半，羚羊角二两。右五味捣为散，下筛，三角绛袋盛一两，带心前，并挂门户上。若逢大疫之年，以月旦青布裹一刀圭，中庭烧之。温病人亦烧熏之。"后世医家常用一些药物烧薰，以消毒灭菌。这次抗击"非典"中，有人介绍用艾叶、苍术、雄黄、白芷等薰烧预防"非典"，即取法于此。

2. 丸剂

口服法如"雄黄丸"方："雄黄、鬼臼、赤小豆、鬼箭羽各三两。右四味捣末，以蜜和丸如小豆大，服一丸，可与病人同床。"

佩带法如"虎头杀鬼方"："雄黄、雌黄、朱砂各一两半，研；虎头骨五两，炙；皂荚炙、巫芨、鬼臼各一两。右七味捣筛，以蜜蜡和为丸如弹子大，绛袋盛系臂，男左，女右。家中置屋四角，月晦望夜半中庭烧一丸。"佩带挥发性中药制剂，持续释放药物气味而防御传染菌侵袭的方法，至今仍然在医院及民间使用。佩带的部位一般是胸前、臂上及门、床帐前或汽车里。

3. 膏剂

摩身法如"赵泉黄膏方"："附子、干姜、细辛、椒、桂各一两，大黄一两，巴豆八十枚，去心皮。右七味捣筛，苦酒渍之，宿腊月猪膏二斤，煎三上三下，绞去滓，密器贮之……可火灸以摩身体数百遍佳。"

4. 酒剂

如"屠苏酒"："辟疫气，令人不染温病及伤寒，岁旦饮之。方：乌头、防风各六铢，白术、桔梗各十铢，菝葜、蜀椒汗各十铢，大黄、桂心各十五铢。右八味绛袋盛，以十二月晦日中悬沉井中，令至泥，至正月朔日平晓出药，置酒中煎数沸，于东向户中饮之。屠苏之饮，先从小起，多少自在，一人饮，一家无疫；一家饮，一里无疫。"

葛洪收录在"治伤寒时气温病方"中的某些方剂，也具有防治疫病的功效。例如："治伤寒已六、七日，热极，心下烦闷，狂言见鬼，欲起走者方：黄连三两，黄檗、黄芩各二两，栀子十四枚。右四味以水六升，煮取二升，分再服，治烦呕不得眠。"此即后世治温疫热病的名方"黄连解毒汤"。

《肘后方》大多为当时效验方的真实记载，具有较高研究价值，青蒿素的研究成功就是一个很好范例。其治疫、防疫方当可供中医药防治疫病研究之资。

（三）对疫病"注易"（传染）的描述

葛洪在"治尸注鬼注方"中观察到，有些疾病可"死后复注易傍人，乃至灭门。"这里讲的"注易"，也就是传染的意思。他称这种病为"尸注"、"鬼注"。

在"治时行发斑疮方"中载道："比岁有病时行发斑疮，头面及身，须臾周匝，状如火疮，皆戴白浆，随决随生，不即治，剧者数日必死；治得差后，疮瘢紫黯，弥岁方灭。此恶毒之气也。世人云：云徽四年，此疮从西东流，遍于海中……以建武中于南阳击虏所得，乃呼为虏疮。"这里对"虏疮"的描述，是世界上对天花的最早记录。

书中沙虱（类似恙虫）、射工（水中昆虫）、猘犬（狂犬）等记载，反映了晋代医家对致病微生物和动物宿主的认识。在"卒为猘犬所咬毒方"中记载了用狂犬脑组织贴在被狂犬咬伤患者的伤口处以防治狂犬病的方法，已具有人工免疫的思想萌芽。

比葛洪稍晚的陈延之，对时行温病统称伤寒提出了异议，他在《小品方》

中说："古今相传，称伤寒为难疗之病，天行温疫是毒病之气，而论疗者不别伤寒，天行温疫为异气耳。云伤寒是雅士之辞，云天行温疫是田舍间号耳。不说病之异同也。考之众经，其实殊矣。所宜不同，方说宜辨。"宋侠《经心录》也说："伤寒病……其病有相类者：伤寒、热病、风温、湿温、阴毒、阳毒、温疫、天行节气，死生不同，形候亦别，宜审详也。"这些论述反映出那时医家已观察到疫病较多的临床证型，比张仲景《伤寒论》所论证候的范围又有所扩展。

三、《诸病源候论》的论述

（一）对疫病传染的描述

《诸病源候论》共有 50 卷，是隋代巢元方等奉敕编集的一部类书。巢元方等汇集了隋前文献中有关证候及其病因病机的资料，分证类编（应是与《四海类聚方》配套之作），集隋前证候病机文献之大成。故该书虽于隋代编写，其中内容大多是隋前医家早已具有的认识。

《诸病源候论》中指出："伤寒之病，但人有自触冒寒毒之气生病者，此则不染著他人；若因岁时不和，温凉失节，人感乖戾之气而发病者，此则多相染易，故须预服药及为方法以防之。"在"时气病诸候"和"温病诸候"中，都讲到"此病皆因岁时不和，温凉失节，人感乖戾之气而生病，则病气转相染易，至乃灭门，延及外人。"《内经》中的"乖戾之气"是指不正常的运气，故这里讲"乖戾之气"是强调疫病都随不正常的运气而发生，不能简单类同于现代医学病原体的概念。

书中还设有"注病诸候"专篇。所谓"注病"是指邪气（外来致病原）侵入人体而互相传易之病，也就是传染病的意思。书中论述了多种传染途径，如被患者传染称"生注"，被病死者的尸体所传染称"尸注"、"死注"或"鬼注"，通过食物传染称"食注"等。"生注候"中描述道："人有阴阳不调和，气血虚弱，与患注人同共居处，或看待扶接而注气流秽，染易得注，与病者相似，故名生注。""死注候"中描述道："是人有病注死亡，人至其家，染病与死者相似，遂至于死。复易旁人，故谓之死注。""食注候"中的描述是："人有因吉凶坐席饮，而有外邪恶毒之气。随食饮入五藏，沉滞在内，流注于外，使人支体沉重，心腹绞痛，乍停乍发，以其因食得之，故谓之食注。"其他还有"邪注"、"气注"、"寒注"、"温注"、"蛊注"、"殃注"等候的描述。

（二）"导引"健身防疫病

《诸病源候论》中收录了一些采用"导引"防治疫病的方法，例如："时气候，养生经导引法云，清旦初起，以左右手交互，从头上挽两耳举，又引鬓发，即流通，令头不白，耳不聋。又摩手掌令热，以摩面，从上下二七正，去肝气，令面有光。又摩手令热，令热从体上下，名曰乾浴，令人胜风寒时气，寒热头痛，百病皆愈。"（《诸病源候论·卷九·时气病候》）"温病候，养生方导引法云，常以鸡鸣时，存心念四海神各三遍，辟百邪，止鬼，令人不病。"（《诸病源候论·卷十·温病诸候》）"延年之道，存念心气赤，肝气青，肺气白，脾气黄，肾气黑，出周其身，又兼辟邪鬼。欲辟却众邪百鬼，常存心为炎，火如斗，煌煌光明，则百邪不敢干之，可以入温疫之中。"（《诸病源候论·疫疠病候》）在抗击"非典"的斗争中，做好隔离消毒的同时，提倡通过健身活动来增强抵抗力，具有非常积极的意义。

四、孙思邈《千金方》的论述

（一）对疫病的态度——"不能废之"但可"以道御之"

孙思邈认为，疫病的发生是一种不可避免的自然现象，故他在《备急千金要方·卷九·伤寒例第一》中说："天行瘟疫病者，即天地变化之一气也。斯盖造化必然之理，不得无之。故圣人虽有补天立极之德而不能废之。"但他又认为，虽然疫病的发生不能避免，但是可以防治，所谓"能以道御之。"抵御疫病的方法，他认为一是要"善于摄生，能知撙节，与时推移，亦得保全"；二是以物制物，"天地有斯瘴疠，还以天地所生之物以防备之"。他在《备急千金要方·卷九·辟温第二》中列举了辟温方36首，虽主要收录了《肘后方》的防疫方剂，但也有不少补充。

（二）五脏温证论

孙思邈的《备急千金要方》采用脏腑虚实寒热为辨证纲领，不但用于内科杂病，也用于对外感疫病的辨证，创立了时行温病的五大温证说，其论述如下。

"春三月者，主肝胆青筋牵病也。其源从少阴而涉足少阳，少阳之气始发，少阴之气始衰。阴阳怫郁于腠理，皮毛之病俱生，表里之疴因起。从少阳发动反少阴气，则脏腑受疠而生，其病相反。若腑虚则为阴邪所伤，腰背强急，脚缩不伸，脐中欲折，目中生花；若脏实则为阳毒所损，涩涩前寒而后热，颈外双筋牵不得屈伸，颈直背强，眼赤黄。若欲转动，合身回侧，故曰青筋牵病。"（卷十一）

"夏三月，主心小肠赤脉攒病也。其源从少阴太阳之气相搏而停，则荣卫不通，皮肉痛起。太阳动发少阴，淫邪之气因而作，则脏腑随时受夏疫病也，其病相若。腑虚则阴邪气所伤，身战脉掉捉所不禁。若脏实则为阳毒所侵，肉热，口开舌破，咽塞声嘶，故曰赤脉攒病。"（卷十三）

"四季之月，各余十八日，此为四季之余日，主脾胃黄肉随病也。其源从太阴阳明相格，节气相移，三焦寒湿不调，四时关格而起，则脏腑伤疴，随时受疠，阳气外泄，阴气内伏，其病相反。若腑虚则阴邪所加，头重颈直，皮肉强痹；若脏实则阳疫所伤，蕴而结合起于喉颈之侧，布毒热于皮肤分肉之中，上散入发际，下贯颞颡，隐隐而热不相断离，故曰黄肉随病也。"（卷十五）

"秋三月者，主肺大肠白气狸病也。其源从太阳击手太阴，太阴受淫邪之气，则经络壅滞，毛皮紧竖，发泄邪生，则脏腑伤温，随秋受疠，其病相反。若腑虚，则为阴邪所伤，乍寒乍热，损肺伤气，暴嗽呕逆；若脏实，则为阳毒所损，体热生斑，气喘引饮，故曰白气狸病也。"（卷十七）

"冬三月者，主肾膀胱黑骨温病也。其源从太阳少阴相搏，蕴积三焦，上下拥塞，阴毒内行，脏腑受客邪之气，则病生矣，其病相反。若腑虚则为阴毒所伤，里热外寒，意欲守火而引饮，或腰中痛欲折；若脏实则阳温所损，胸胁切痛，类如刀刺，不得动转，热彭彭，若服冷药过差而便洞泻，故曰黑

骨温病也。"（卷十九）

孙思邈的温病辨证，先以五脏四时为纲，立"青筋牵"、"赤脉攒"、"黄肉随"、"白气狸"、"黑骨温"之五大温证病名，联系三阴三阳六气六经进行病机分析，再以腑虚、脏实分别阴毒、阳毒寒热两大证候。孙氏的温病辨证纲领，是对张仲景六经辨证的重要补充和发展，也是寒温统一又结合脏腑辨证的最早雏形。五大温证说曾为宋代医家庞安时、陈言等所采用，但终因辨证偏于简单粗糙，未能及时深化完善，而被明清卫气营血和三焦辨证所取代，至近代几乎被湮没，殊为可惜。

（三）对疫病的治疗与调护

1. 推崇张仲景《伤寒论》中的方治

孙思邈早年未能见到张仲景《伤寒论》全书，谓"江南诸师秘仲景要方不传"，故《备急千金要方》中也就未能汇入《伤寒论》的内容。孙思邈晚年得见《伤寒论》，"遂披伤寒大论，鸠集要妙，以为其方，行之以来，未有不验"。因将《伤寒论》全书内容"方证同条，比类相附"，编入所著《千金翼方》中。孙氏还在书中写道："伤寒热病，自古有之，名贤浚哲，多所防御。至于仲景，特有神功，寻思旨趣，莫测其致，所以医人未能钻仰。尝见太医疗伤寒，惟大青知母等冷物投之，极与仲景本义相反，汤药虽行，百无一效。"可见《伤寒论》方法在外感病辨治中的重大价值及孙氏对张仲景的推崇。

2. 新创治疫名方

孙思邈为隋唐时期著名医学大家，临床经验十分丰富。在疫病的治疗中创制了不少传世经方。

首先，他对五大温证的治疗，重用石膏、大青、栀子、芒硝、生地、玄参、知母等药，开温热病清热解毒和攻下养阴的治疗法门，为后世刘完素的热病学说和明清温病学的方治奠定了重要基础。所立方剂也为后世医家所推崇，如："治肝腑脏温病阴阳毒，先寒后热颈筋牵挛，面目赤黄，身中直强方。玄参一两，细辛二两，栀子、黄芩、升麻、芒硝各三两，车前草暴切二升，竹叶切五升。右九味，咀，以水一斗半煮竹叶、车前，取七升，去渣下诸药煎至三升，下芒硝，分三服。"

此方庞安时命名"石膏竹叶汤"，为后世温病常用方。描述的症状与现代医学的流行性脑脊髓膜炎相似。

"治肺腑脏温病阴阳毒，咳嗽连续，声不绝呕逆方。麻黄、栀子、紫菀、大青、玄参、葛根各三两，桂心、甘草各二两，杏仁、前胡各四两，石膏八两。右十一味，咀，以水九升煮取三升，分三服。"此治白气狸方，庞安时命名为"石膏杏仁汤"。描述症状与"非典"相近，可供治疗"非典"参考。

《千金方》中还有一些方，如治疗风温的葳蕤汤，治疗热入营血的犀角地黄汤，治疗热入心包的紫雪丹等，也为后世治疫病常用名方，有的已在"非典"治疗中投入应用，对防治"非典"有着重要的借鉴价值。

3. 重视针灸治疗疫病

孙思邈在《千金翼方·针灸上·时行法第》立针灸法四首曰："初得一二日，但烈火灸心下三处，第一去心下一寸，名巨阙；第二去心下二寸，名上管；第三去心下三寸，名胃管；各灸五十壮。然或人形大小不同，恐寸数有异，可绳度随其长短寸数最佳。取绳从心骨鸠尾头至脐孔，中屈之取半，当绳头名胃官……若病者三四日以上，宜先灸囟上下二十壮……又灸风池，又灸肝俞百壮，余处各二十壮，又灸太冲二十壮！神验无比。"

4. 重视疫病恢复期的饮食宜忌

《备急千金要方·劳复》中论道："时病差后，未满五日，食一切肉面者，病更发，大困。时病差后，新起，饮酒及韭菜，病更复。时病新差，食生鱼，下利必不止。时病新差，食生菜，令颜色终身不平复。时病新汗解，饮冷水者，损心包，令人虚不复。时病新差，食生枣及羊肉者，必膈上作热蒸。时病新差，食犬羊等肉者，作骨中蒸热。时疾新差，食鱼肉与瓜生菜，令人身热。时疾新差，食蒜鲙者，病发必致大困"。孙思邈的这些经验之谈值得重视，可供"非典"恢复期参考。

第五章　宋金元医家论疫病

一、宋代医家对疫病的认识

宋代医家对疫病的认识，主要继承《伤寒论》和《诸病源候论》、《千金方》等，理论上较少创新，但仍有不少经验和发展可供研究借鉴，特别是补充了较多治方。在这方面较有影响的医家有韩祇和、庞安时、朱肱、郭雍等。兹简要介绍如下。

（一）韩祇和别立治阴证方

韩祇和，生卒不详，著有《伤寒微旨论》，书成于 1086 年。他推崇仲景之说，但不墨守成规，而是从实际出发进行观察研究。如他从接触到的患者中观察到，夏至以前之外感病多为三阴病，"每至夏至以前，有病伤寒人，十中七八，两手脉俱沉细数，多是胸膈满闷，或呕逆，或气塞，或腹鸣，或腹痛，与仲景三阴病说脉理同而证不同"，"因兹不敢妄投仲景三阴药。才见脉沉及胸膈满，便投下药下之，往往不救。尝斟酌仲景理中丸与服之，其病势轻者即胸中便快，其病势重者半日许满闷依然。或有病人脉细沉迟，投仲景四逆汤温之，多药力太热，后必发烦躁。因较量此形证，今别立方以治之，得多对证之药，不可不传焉。"韩氏以此临床所见为据，着意于对三阴病的研究发挥，提出了自己的一些观点，并创立了许多治阴证的方剂，如温中汤、橘皮汤、七物理中丸、厚朴丸等。韩氏所见也许是地域气候造成的特殊情况，但 2003 年的"非典"颇有以三阴证发病者，韩氏之说不无参考价值。

（二）庞安时"伤寒总病"论温疫

北宋名医庞安时，字安常，生卒无确考（约公元 1043~1101），蕲水（今湖北省浠水县）人，幼时随父习医，长而博读《灵枢》、《太素》、《甲乙经》诸书，用功颇深，融会贯通，著有《伤寒总病论》六卷。庞氏《伤寒总病论》不是对张仲景《伤寒论》的条文解释，而是他自己对伤寒病的研究总结。

他所讲的"伤寒",包含了热病和温疫,也是广义的概念。他关于疫病的主要学术思想如下。

1. 综合运气和乖气谈疫病成因

庞氏研究"伤寒",首先从发病原因入手,并综合气候、体质、地理等因素进行探讨。他认为引发温病有"寒毒"和"乖气"两种不同原因,冬时触冒寒毒可致温病,但"四时自受乖气"也可"成腑脏阴阳温毒",是"感异气而变成温病也"。庞氏又认为,"即时发病温者,乃天行之病耳","天行之病,大则流毒天下,次则一方,次则一乡,次则偏着一家,悉由气运郁发,有胜有复,迁正退位,或有先后,天地九室相形,故令升之不前,降之不下,则天地不交,万化不安,必偏有宫分,受斯害气。"这是较早将运气与"乖气"、"异气"等结合起来讨论疫病发生原因的观点。

值得注意的是,庞氏已意识到疫气可通过口鼻传染。他在《伤寒总病论·辟温疫论》中介绍用"辟温粉"涂鼻窍中防疫气时说:"凡温疫之家,自生臭秽之气,人闻其气……邪气入上元宫,遂散百脉而成斯病也。"虽然涂鼻窍防疫气的办法在葛洪《肘后方》中已经谈到,庞氏之说也从葛氏涂鼻防疫法中悟出,但毕竟葛洪未能说明疫气可通过入鼻传染,首先指出呼吸道传染途径的还是庞安时。

2. 对"寒毒致温"的发挥

庞氏对"寒毒致温"的论述,虽然沿袭了《内经》"冬伤于寒,春必病温"及《伤寒例》等前人之说,但又有个人独到阐发。其主要特色是重视素体盛衰在发病中的作用。他在《伤寒总病论·卷一·叙论》中说:"凡人禀气各有盛衰,宿病各有寒热,因伤寒蒸起宿疾更不在感异气而变者,假令素有寒者,多变阳虚阴盛之疾,或变阴毒也;素有热者,多变阳盛阴虚之疾,或变阳毒也。"这里已明确提出了"体质从化"说。由于庞氏从寒毒立论,所以他强调的正气实指阳气。《伤寒总病论·叙论》中又说:"天寒之所折,则折阳气。足太阳为诸阳主气,其经夹脊膂,贯五脏六腑之腧,上入脑,故始则太阳受病也。"则庞氏所论,更重视太阳经之气在发病中的意义。

3. 寒温方域时宜说

庞氏指出发病与四时气候,地域居住关系密切,同是感受寒毒,冬时即发为伤寒，因春温气诱发而为温病，因夏暑气诱发而为热病，因暑湿诱发而为湿病，都因四时气候变迁而发生不同的病证。庞氏还观察到山居者多中风中寒之疾，平居者多中湿中暑之疾，认识到发病与地域居住的密切关系。在治疗上也主张区分不同时令和地域而立法，如他在《伤寒总病论·叙论》中说："如桂枝汤，自西北二方居人，四时行之，无不应验；自江南间地偏暖处，唯冬及春可行之。自春末及夏至以前，桂枝、麻黄、青龙内宜黄芩也；自夏至以后，桂枝内又须随证增知母、大青、石膏、升麻辈取汗也。若时行寒疫及病人素虚寒者，正用古方，不再加减矣。夏至以后，虽宜白虎，详白虎汤，自非新中暍变暑病，乃汗后解表药耳，一白虎未能驱逐表邪故也。或有冬及始春，寒甚之时，人患斯疾，因汗下偶变狂躁不解，须当作内热治之，不拘于时令也。南方无霜雪之地，不因寒气中人，地气不藏，虫类泄毒，岚瘴间作，不在此法，治别有方也。"

4. 关于"圣散子方"

《伤寒总病论·卷四》"时行寒疫治法"中，载有"圣散子方"一则：肉豆蔻、木猪苓、石菖蒲、茯苓、高良姜、独活、柴胡、吴茱萸、附子炮、麻黄、厚朴姜炙、藁本、芍药、枳壳麸炒、白术、泽泻、藿香、吴术、防风、细辛、半夏姜汁炙各半两、甘草一两。剉焙作煮散，每服七铢，水一盏半，煎至八分，去滓热服，余滓两服合为一服重煎，皆空心服。

庞氏在方前附注："此方苏子瞻（苏东坡）尚书所传，有序文。"下录苏东坡序文全文：昔尝览《千金方》三建散，于病无所不治，而孙思邈特为著论，以谓此方用药节度不近人情，至于救急，其验特异，乃知神物效灵，不拘常制，至理开感，智不能知。今予所得圣散子，殆此类也欤？自古论病，唯伤寒至危急，表里虚实，日数证候，应汗应下之法，差之毫厘，辄至不救。而用圣散子者，一切不问阴阳二感，或男女相易，状至危笃者连饮数剂，则汗出气通，饮食渐进，神宇完复，更不用诸药连服取差。其余轻者，心额微汗，正尔无恙。药性小热，而阳毒发狂之类，入口即觉清凉，此殆不可以常理诘也。时疫流行，平旦辄煮一釜，不问老少良贱，各饮一大盏，则时气不入其门。平居无病，能空腹一服，则饮食快美，百疾不生，真济世卫家之宝也。其方不知所从来，而故人巢君谷世宝之，以治此疾，百不失一二。余既得之，谪居黄州，连岁大疫，所全活至不可数。巢君初甚惜此方，指江水为盟，约不传人。余窃隘之，乃以传蕲水人庞君安常。庞以医闻于世，又善著书，故以授之，且使巢君之名与此方同不朽也。

据苏东坡所载，此方当时防治时疫效果极好，但金元以后，用圣散子方多无效，医家颇有质疑，故逐渐被后人弃用。苏东坡的记载，应该不会弄虚作假，为什么后世就无效了呢？较合理的解释，只能是运气更迭，疫情特点变化所致。据陆懋修《世补斋医书·大司天三元甲子考》考证，北宋"仁宗天圣二年六十三甲子中元，太阴湿土、太阳寒水"，故这一时期的医家重视对寒疫和阴证阴毒的阐述。苏东坡"谪居黄州"，逢"连岁大疫"的时间，恰在大司天六十三甲子（1024~1083）的后期，此时"太阳寒水"主令，宜多寒疫，故用此香燥之方能"全活至不可数"。庞安时将此方亦列于"时行寒疫"中。至金元时，气运和疫情都有了变化，故刘完素讲"此一时，彼一时，奈五运六气有所更，世态居民有所变"（《原病式·火类》）。《金史·方技传》引张元素之言云："运气不齐，古今异轨，古方新病不相能也"。陆懋修"六气大司天"推算金代前期属"六十五甲子上元阳明燥金少阴君火"，燥火用事，故刘河间火热论应时而生，此时再用辛香燥烈的圣散子方当然就不灵了。

联想到朱丹溪对《和剂局方》的批评，其实不只是《局方》，北宋医家大多喜用辛温香燥的药方，这一时风是由当时运气特点所决定。

因此，我们认为，既然"圣散子方"在历史上曾有过显效，不能因为后来某一历史时期使用失效了就把它否定掉。

（三）朱肱对阴毒证治的发挥

朱肱，字翼中，自号无求子，浙江吴兴人。北宋元祐三年（1088年）进士，官奉议郎直秘阁，人称"朱奉议"。他精研《伤寒论》数十年，为当时著名的伤寒学家，所著《南阳活人书》（简称《活人书》）20卷，经南宋王作肃增注，称《增释南阳活人书》，又经明吴勉学《医统正脉》本重订，改为22卷，题名为《增注无求子类证活人书》，简称《类证活人书》。

朱肱对《伤寒论》的研究，比较注重于对阴证阴毒的阐发，有关内容于

"非典"的辨证论治不无启示，述其要点如下。

1. 对阴毒阳毒的分辨

朱肱《活人书》详辨表里阴阳，他以寒热训阴阳，着意于阐发阴证阴毒。在《活人书·卷四》中对阴毒和阳毒作了详细辨析："若阴气独盛，阳气暴绝，则为阴毒。其证四肢逆冷，脐腹筑痛，身如被杖，脉沉疾，或吐或利"。"若阳气独盛，阴气暴绝，即为阳毒。必发躁，狂走妄言，面赤咽痛，身斑斑如锦纹，或下利赤黄，脉洪实，或滑促。"并指出临床上常会出现"阴极发躁，阴证似阳"的情况，提醒"学者当以脉辨之"，"六脉俱浮大，或沉取之大而不甚疾者，非阴证也。大抵阳毒伤寒，其脉多弦而洪数，阴毒伤寒其脉沉细而弦疾，不可不知也"。元代医家王履曾评论说："其伤寒即入阴经为寒证者，诸家不识，而奉议识之"。

2. 对阴证病机的论述

《活人书·卷四·二十问》论阴毒曰："大抵阴毒，本因肾气虚寒或因冷物伤脾，外感风寒。内既伏阴，外又感寒，或先感外寒而内伏阴，内外皆阴，则阳气不守，遂发头痛腰重腹痛，眼睛疼，身体倦怠，四肢逆冷，额上手背冷汗不止，或多烦渴，精神恍惚，如有所失，三二日间，或可起行，不甚觉重，诊之则六脉俱沉细而疾，尺部短小，寸口脉或大。若误服凉药，则渴转甚，燥转急，有此病证者，便须急服辛热之药。"朱氏"内既伏阴，外又感寒"的病机观，见解独到，对后世颇有启发。

3. 对阴毒的治疗

朱氏认为伤寒即入三阴经多为寒证，多用冷药也可成阴证，故治疗强调慎用寒、下，多用温药。《活人书》中一再强调："大抵伤寒最慎于下"（《卷三·十四问》），"白虎性寒非治伤寒药也"（《卷三·十三问》），"今之医者，见六月中病，多云中暑，不辨热病用药大凉，又况夏月阴气在内最难调治，白虎汤尤宜戒之"（《卷六·四十一问》），"伤寒发热者，以其寒极则生热，治法多用冷药，故令热不去。仲景热多寒少，用桂枝二越婢一汤；不渴外有微热者，用小柴胡汤加桂汤，皆温表之意也。近时多行小柴胡汤，不问阴阳表里，凡伤寒家皆令服之。此药差寒，不可轻用，虽不若大柴胡汤、小承气汤之紧，然药病不相主，其为害一也。往往因服小柴胡汤而成阴证者甚多"(《卷八》)。《卷四·二十问》中还论到，阴毒证"若误服凉药，则渴转甚，躁转急。有此病证者，便须急服辛热之药"。

朱氏论述阴毒证治甚详，用方除庞氏四方（阴毒甘草汤、返阴丹、附子散、硫磺散）外，又增列白术散、附子散、正阳散、霹雳散、火焰散、肉桂散、天雄散等方。

朱氏治阴证阴毒，还擅用灸法，如论治阴毒时有"……其证四肢逆冷，脐腹筑痛，身如被杖，脉沉疾，或吐或利，当急灸脐下，服以辛热之药，令阳气复而大汗解矣"（《活人书·卷四·十八问》），"若阴毒渐深，其候沉重……速于气海或关元二穴三二百壮，以手足和暖为效"，"若阴毒已深，疾势困重……此则药饵难为功矣，但于脐中用葱熨法"（《活人书·卷四·二十问》）。

辨别阴阳，为中医治病求本之大要。据报道资料，"非典"证候中不乏阴证阴毒及阴证似阳者，朱氏针对阴证的治法不无参考价值。

（四）郭雍区别时令论温疫

郭雍，字子和（公元1104~1187），号白云先生，赐号冲晦处士，宋代洛阳（时称河南西京）人，靖康后迁至峡州（今湖北宜昌市东南），著有《伤寒补亡论》20卷。郭雍认为"伤寒以仲景论故存以深备，时行瘟疫以无仲景治法，故后世之说不得同。仲景金匮玉函之书，千百不存一二，安知时兴疫疾不亡逸于其间乎。"可见郭雍的"补亡"主观上是要补充《伤寒论》中未能详细论及的"时行瘟疫"。

《伤寒补亡论》书中所补论的内容主要"取《千金》、《活人》及庞氏（庞安时）、常氏（常器之）之说，合于仲景者补之，故曰《补亡》"（《伤寒补亡论·凡例》）。但也不乏个人发挥，如他概括温病有三种情况"医家论温病多误者，盖以温为别一种病，不思冬伤于寒至春发者，谓之温病；冬不伤寒，而春自感风寒温气而病者，亦谓之温；及春有非节之气，中人为疫者，亦谓之温。三者之温，自不同也。"（《伤寒补亡论·卷十八·温病论六条》）。

对疫病的辨证，郭氏在《伤寒补亡论》中论曰："何以辨其冬感、春感之异？曰：但传经，皆冬感也，皆以伤寒治；不传经者，皆春感也，皆以温气治之。""瘟疫之病多不传经，故不拘日数，治之发汗、吐、下，随症可施行。"

对疫病的治疗，郭氏主张区分不同时令，"各因其时而治之"。他认为朱肱《活人书》中所用的"老君神明散、务成子萤火丸、圣散子、败毒散"（见《活人书·卷六·四十六问》），是"春温成疫之治法也。若夏暑成疫、秋瘟成疫、冬寒成疫，皆不得同治。"

二、运气学说的影响

宋金元时期（公元960～1368），运气学说盛行。宋哲宗元符二年（公元1099年），太医刘温舒撰《素问入式运气论奥》，标志着对运气学说的研究进入新的阶段；徽宗崇宁年间（公元1102～1106），国子监规定医科学生的学习科目中包括运气，考试医生有"运气大义题二道"；徽宗政和年间（公元1111～1117）由政府编写的医学巨著《圣济总录》，首列"运气"二卷，详论六十年运气及各年所主疾病。在政府的提倡和推动下，运气学说成为北宋医家之显学，上文提到庞安时已综合运气和乖气来讨论疫病的发生原因，北宋其他名医如韩祗和、杨子建、史堪等亦多用运气学说来诠释伤寒。

（一）《圣济总录》详列运气测疫情

《圣济总录》将《内经》中有关运气的论述按六十干支归类，画出六十年运气图，逐年讨论运气的变化规律，并将该年运气所主的各种易发病症详加罗列，构成一组60年预测疾病谱。由于运气变化与疫病的发生关系密切，故该组疾病谱也就成了医生们预测和分析疫病的参考依据。该书还将各年的按运用药原则汇录在一起，有利于临床医生参照运用。

《圣济总录》中的运气说，除主要依据《内经》运气七篇大论外，又裒集后世《玄珠密语》、《天元玉册》、《素问入式运气论奥》等书中有关内容，发展了《内经》的运气学说，如对中运和司天、在泉间关系的论述，对运气胜复郁发规律的阐述等。《圣济总录》堪称是对运气学说的一次理论总结。其后明代《普济方》在《圣济总录》基础上，进一步总结规划了60年运气变化图，并在毕 60 年运气常规变化之后，又着重阐述了运气的胜复郁发等异常变化规律。

（二）陈言辨运制方治疫病

《圣济总录》以后，南宋陈言（字无择，号鹤溪道人，浙江青田人）在所著《三因极一病证方论》（简称《三因方》，撰于南宋淳熙甲午，公元 1174 年）中，进一步根据各年运气的不同特点和所主病证，分别开出处方。"五运时气民病证治"篇，分别五运的太过不及，拟议处方如下。

六壬年——岁木太过——苓术汤；六丁年——岁木不及——苁蓉牛膝汤；

六戊年——岁火太过——麦门冬汤；六癸年——岁火不及——黄芪茯神汤；

六甲年——岁土太过——附子山茱萸汤；六己年——岁土不及——白术厚朴汤；

六庚年——岁金太过——牛膝木瓜汤；六乙年——岁金不及——紫菀汤；

六丙年——岁水太过——川连茯苓汤；六辛年——岁水不及——五味子汤。

又在"六气时行民病证治"中按六气司天拟订 6 张处方如下。

辰戌年——太阳寒水司天——静顺汤；　卯酉年——阳明燥金司天——审平汤；

寅申年——少阳相火司天——升明汤；丑未年——太阴湿土司天——备化汤；

子午年——少阴君火司天——正阳汤；巳亥年——厥阴风木司天——敷和汤。

各方按六步六气不同季节需有所加减，如丑未年太阴湿土司天用备化汤，其正方如下。

木瓜干、茯神去木各一两，牛膝酒浸、附子炮去皮脐各三分，熟地黄、覆盆子各半两、甘草一分、生姜三分。

其六步六气加减：自大寒至春分，依正方；自春分至小满，去附子，加防风、天麻各半两；自小满至大暑，加泽泻三分；自大暑直至大寒，并依正方。

对《圣济总录》的六十年运气图和陈言的运气十六方，后世医家颇有诟责，认为将各年病候及治方预先排定，让人到了某一年，就千篇一律地都用同一个方去治病，岂不误人！其实，运气学说是古人认识到自然气候及与之相关的疾病均存在着周期变化规律，因而力图总结和揭示这一规律而形成的一门学问。在研究总结这一规律时，古人已认识到自然变化的复杂性和变动性，《内经》指出运气的出现有常有变，有"胜气"、"复气"，有"至而未至"、"未至而至"，有"至而太过"、"至而不及"等变数，所谓"时有常位而气无必也"（《素问·至真要大论》）。就拿一年四季的周期来说，高山终年积雪，赤道有夏无冬，南北半球冬夏相反，也有地方四季如春，但不能因此就否认地球上共同的季节周期，更不会因出现过"六月雪"或冬天特别暖和等特殊气候变化而去怀疑春、夏、秋、冬的变化常规。体会陈言为运气拟方的意义，并非提倡"按图索骥"，其用意在于为一般医家提供针对不同运气特点遣方用药的思路，关键在于医者如何把握。

临床上运用陈言的运气十六方，必须与实际出现的气候及证情相结合。金元四大家之一的张从正有运气诗云："病如不是当年气，看与何年气相同，只向某年求活法，方知都在至真中。"

陈言本人就曾对那些"堕于术数伎艺"，"拘拘于卜筮休咎之中"的人提出过尖锐批评，斥其"大蔽圣人之道，未闻有益于天下后世也！"（《三因方·卷五·君火论》）至于有些人刻板教条，不知道结合实际情况灵活运用运气原理，那主要还是应用者的问题。

清代乾嘉时期江南龙砂医家缪问（字芳远）从同邑（江苏江阴）龙砂名医姜体乾处获陈无择运气十六方，见姜氏治病无问内外气血，每参陈氏《三因方》中所列诸药，多有显效，因著《三因司天方》一书，对陈氏运气十六方详加阐释（缪氏阐释全文见附录7）。兹举其对丑未年太阴湿土司天备化汤的阐述为例如下。

"丑未之岁，阴专其令，阳气退避，民病腹胀，胕肿，痞逆，拘急，其为寒湿合邪可知。夫寒则太阳之气不行，湿则太阴之气不运，君以附子大热之品通行上下，逐湿祛寒。但阴极则阳为所抑，湿中之火亦能逼血上行，佐以生地凉沸腾之势，并以制辛烈之雄。茯苓、覆盆，一渗一敛。牛膝、木瓜，通利关节。加辛温之生姜，兼疏地黄之腻膈；甘温之甘草，并缓附子之妨阴。谓非有制之师耶？二之气热甚于湿，故加防风走表以散邪，天麻熄风以御火。三之气湿甚于热，故加泽泻以利三焦决渎之道。余气并依正方。抑其太过，扶其不及，相时而动，按气以推。非深明于阴阳之递嬗，药饵之功用者，乌足以语于斯！"

姜体乾和缪问均可谓善学善用运气学说者，缪氏的阐释较好地发挥了陈言辨运制方的精神。

三、刘完素的热病学说

刘完素（约公元 1120~1200），金元四大家之一，号"高尚先生"，河北肃宁人，幼时因水灾避居河间，人称"刘河间"。自述"余二十有五，志在《内经》，日夜不辍，殆至六旬"，"三十五年间，废寝忘食，参详其理，至于意义深远，研精覃思，期于必通。"所著《素问玄机原病式》为其主要代表作，其他著作尚有《黄帝素问宣明论方》、《素问病机气宜保命集》、《伤寒直格》、《伤寒标本心法类萃》等。

（一）火热病机论疫病

刘完素突出火热病机，主要从三个方面加以阐述。

1. 运气病机中火热居多

刘完素的《素问玄机原病式》，重点是对《内经》运气七篇大论中"病机十九条"的阐述和发挥。

《内经》病机十九条中，属火的有 5 条，属热的有 4 条，属于五脏的各 1 条，属于寒、湿、风、上、下的各 1 条，属于火热的明显地多于其他各气。十九条共概括了 36 个病症，其中属火的有 11 个病症，属热的有 7 个病症，火热病症的数目相当于其他病症数目的总和。

《原病式》中，刘氏又对病机十九条所主病症作了扩充，增加的 55 个病症，有 38 个属火热病症，进一步增大了火热病症的比例。

刘氏举出五运六气的"六气"（厥阴肝木、少阴君火、少阳相火、太阴湿土、阳明燥金、太阳寒水）中，木、土、金、水之气各一，唯火有君、相二气。因此，刘完素认为，病机中火热居多是由"天地造化之机"所决定的。

2. 六气皆能化火说

刘完素认为，不但病机中以火热居多，而且诸气又皆可化火。他论述道：风可化火，"火本不燔，遇风冽乃焰"；湿能化火，"积湿成热"；燥能化火，"金燥虽属秋阴，而其性异于寒温，反同于风热火也"；寒能生火，"人之伤于寒也，则为病热"。

而且，刘氏还认为，"六气不必一气独为病"，"六气互相干而为病也"。六气间存在着同化和兼化的关系，即四气皆能与热相兼而为病。如他论风病时说："凡人风病，多因热甚，而风燥者为其兼化，以热为其主也。俗云风者，言末而忘其本也。"论水肿时说："诸水肿者，湿热之相兼也……湿热相搏，则怫郁痞隔，小便不利而水肿也。"等，这样就进一步突出了火在六气中的主导地位。

刘氏又提出"凡五志所伤皆热也"，"五志过极，皆为热也"。并认为诸所动乱劳伤，皆为阳火之化，这样就把火热病机从外感发展到内因，全面形成病机上的主火论。

刘氏的火热病机学说，主要针对当时疫病流行的特点而形成。他自己解释所创学说与前人不同，是因为"此一时，彼一时，奈五运六气有所更，世态居民有所变"（《原病式·火类》）。刘氏看到一些医家在入金以后仍按北宋常规治疗疫病多有失误，《原病式》中多处提到一些医家"误以热药投之，为害多矣"的教训，因而从实际出发加以研究，得出火热病机的观点。刘氏对《黄帝内经》提出，"不知年之所加，气之盛衰，虚实之所起，不可以为工矣"的观点，充分注意到运气变化对疫病的影响，他的火热病机理论应是他对当时所流行疫病的研究所得，反映了当时疫病的特点。

（二）擅用寒凉治疫病

刘氏虽以热病区别伤寒，但在病名上仍将热病统于广义伤寒之中，故其论热病的书名仍叫作《伤寒直格》、《伤寒标本心法类萃》，辨证也仍用六经为说。不过刘氏以《素问·热论》的六经辨证为理论依据，倡言"六经传受，自浅至深，皆是热证，非有阴寒之病"，悉以伤寒为热病，因而治疗上概用寒凉之剂，以此来与他的火热病机说相呼应。他突破前人遵《内经》"发表不远热"而多用辛温解表的常规，创辛凉解表之法，并自制了凉膈散、天水散、益元散、防风通圣散、双解散等治疗热病的名方，并提倡"善用药者，须知寒凉之味"（《保命集·伤寒论》），故后人又以"寒凉派"称之。

刘完素重视疫病的运气变化，突破"今夫热病者，皆伤寒之类也"的旧病因观，大倡火热之论，是一次有意义的学术争鸣，促进了温病学的形成和发展，并形成新的学术流派，影响中医学术的长远发展，贡献很大。

四、李杲的内伤热病说

李杲，字明之，晚号东垣老人，故人称"李东垣"。生于金世宗大定二十年（公元1180年），卒于蒙古孛儿只斤蒙哥元年（公元1251年）。金时真定（今河北正定县）人。早年师从易水名医张元素，尽传其业，世称"易水学派"。代表作有《内外伤辨惑论》、《脾胃论》等。李氏从当时的社会实际情况及疾病特点出发，建立了内伤脾胃学说，在治疗上善用温补脾胃之法，故被称之为"补土派"。

（一）李杲脾胃学说与疫病的关系

李杲所处年代正当金元之交，兵荒马乱，温疫流行。据《内外伤辨》载："向者壬辰改元，京师戒严，迨三月下旬，受敌者凡半月，解围之后，都人之不受病者，万无一二，既病而死者，继踵而不绝。都门十有二所，每日各门所送，多者二千，少者不下一千，似此者几三月。"可见当时温疫流行的严重程度。李东垣的脾胃学说正是在这种社会背景下形成的。现在大都把《脾胃论》和《内外伤辨惑论》看作是治疗一般内科杂病的著作，不知道它是李杲对当时疫病认识和治疗的总结，是对疫病的内伤病机的阐发，可称之为"内伤热病说"。

李杲对当时流行的疫病注重于内伤病机的研究。对单一外感病因说提出质疑："此百万人岂俱感风寒外伤者耶？"他描述当时的实际情况道："大抵人在围城中，饮食不节，及劳役所伤，不待言而知。由其朝饥暮饱，起居不时，寒温失所，动经三两月，胃气亏乏久矣，一旦饱食大过，感而伤人，而又调治失宜，其死也无疑矣。非惟大梁为然，远在贞佑兴定间，如东平，如太原，如凤翔，解围之后，病伤而死，无不然者。余在大梁，凡所亲见，有发表者，有以巴豆推之者，有以承气汤下之者，俄而变结胸、发黄；有以陷胸汤、丸及茵陈汤下之，无不死者。盖初非伤寒，以调治差误，变而似真伤寒之证，皆药之罪也"。根据上述情况，他得出了当时疫病流行的病机主要是脾胃内伤的结论。脾胃之气受伤，中气不足，清气下陷，不能上升，水谷精微之气不能上输心肺，荣卫之气亦就不足，皮肤腠理不能得到阳气的滋养，不能卫护肌表而产生寒热疾患，此"诸病所由生也"。

但李杲并没有认为脾胃内伤是疫病产生的唯一病机，他只是强调了疫病的发生与脾胃内伤有密切关系，与邪气致疫说并不矛盾。

一个八百年来未被人注意到的问题是李东垣记载的疫病大流行在壬辰年（1232 年），向前推三年是己丑年（1229 年），按照我们在第二章中说到的《内经》"三年化疫"的理论，"甲己失守，后三年化成土疫"，发生在壬辰年的疫病正应该是土疫，这时出现李东垣的脾土学说是否偶然巧合？非常值得研究。

（二）气虚阴火论病机

当时流行的疫病，仍是发热性疾病，内伤脾胃何以能引起发热呢？李杲创用了"阴火"的概念。他认为阴火的产生，主要由于饮食劳倦等原因，损伤脾胃元气所引起。他说："夫饮食不节则胃病，胃病则气短精神少，而生大热"（《脾胃论·脾胃胜衰论》），"有所劳倦，形气衰少，谷气不盛，上焦不行，下脘不通，胃气热，热气熏胸中，故内热。脾胃一伤，五乱互作，其始病遍身壮热，头痛目眩，肢体沉重，四肢不收，怠惰嗜卧，为热所伤，元气不能运用，故四肢困怠如此"（《脾胃论·脾胃虚实传变论》）。他认为阴火出于下焦，又称之为相火、胞络之火。若"脾胃气虚，则下流于肾，阴火得以乘其土位"。他提出"火与元气不能两立，一胜则一负"的观点。元气若充沛，阴火自降敛；元气不足时，阴火则亢盛；阴火愈炽，元气将愈被伤耗。疾病的发生与改变，主要决定于元气与阴火两者之间的胜负关系，因而他把这种阴火称之为"元气之贼"。

李杲还认为，情志不宁，也会引起阴火上冲："夫阴火之炽盛，由心生凝滞，七情不安故也。心君不宁，化而为火。"（《脾胃论·安养心神调治脾胃论》）

（三）内伤热中辨热证

李杲将由脾胃气虚，阴火上冲产生的热病称之为"内伤热中"证，因可表现为形似"外感"的症状，临床上医家常不能分别，故李氏详加讨论，逐症分辨。综合其所辨要点如下。

畏风寒但得温则止；手心热而手背不热；清涕或有或无但不鼻塞（无明显其他症状）；气高而喘时有短气神疲的特点；心烦闷乱伴肢体怠惰；虽口干咽燥但多饮则峻下，冷饮则胀；蒸蒸躁热但得凉即止；苔黄而浮，舌质不绛，或有齿印；脉洪而缓，重按无力，气口大于人迎。

上述内伤热中证的症候特点，与部分"非典"患者的临床表现很有相似之处，是否"非典"的病因病机也应结合内伤因素分析呢？值得大家考虑。

（四）甘温除热治疫病

李杲重视脾胃元气的抗病作用，提出"脾旺不受邪"的观点，治疗上以健脾为本，慎用苦寒易伤脾胃之品；又认为"火与元气不两立"，阳气升发则阴火下潜而热自退，因而创用益气升阳法而不是用寒凉泻火药来治疗阴火。李杲根据《内经》"劳者温之"，"损者温之"的治则，主张多用甘温之药。其论曰："惟当以甘温之剂补其中，升其阳，甘寒以泻其火热则愈"（这里的甘寒是指于甘温药中加入少量苦寒之味，与目前临床所讲的甘寒养阴用药不同）；"盖温能除大热，大忌用苦寒之药泻胃土"。这就是"甘温除大热"说的由来。李氏"甘温除热"法的代表方剂有补中益气汤和升阳散火汤等。

（五）张介宾对李杲三点质疑的讨论

对李杲的阴火说和甘温除大热等问题，许多人觉得不易理解，甚至明代著名医家张介宾也在《景岳全书·卷十七·论东垣脾胃论》中提出了三点质疑。

第一，气既损，多见生阳日缩，神气日消，何以反助心火？

第二，胃属土，得火则生，何谓火盛则乘其土位？

第三，不曰寒与元气不两立，而反曰火与元气不两立？

张介宾提出的问题很有代表性，在此稍作讨论。

第一个问题，"夫元气既损，多见生阳日缩，神气日消，何以反助心火？"现代则有人提出"单纯气虚何以能致热？"两个问题性质相类。先看李杲自己的阐述，可归纳以下几点。

（1）脾胃元气不足，谷气下流，"肾间受脾胃下流之湿气，闭塞其下，致阴火上冲"而助心火。

（2）"阳气者，烦劳则张"，过度的"劳役动作"使"肾间阴火沸腾"，干心灼肺而"助心火"。

（3）因元气亏损，使"其皮肤不任风寒而生寒热"，反助心火。

（4）"喜怒忧思损耗元气"，或使"心火凝滞"，"心君不宁，化而为火"。

我们体会，元气既损后，既可表现为"生阳日缩"的虚寒之象，也可因虚性亢奋而产生虚热，即李杲讲的"阴火"。前者为变化之常，后者则是变化之异。故李杲虽提出"反助心火"说，但并无否定"多见生阳日缩，神气日消"的意思，只是因为"元气既损"后的"生阳日缩"人已多云，而"反助心火"则人所未及，李杲旨在阐发气火关系，而对人所共知的"生阳日缩"避壅不谈，这是可以理解的。

其实，张介宾也看到了元气既损后可出现热象，不过张氏的理解不同，他的解释是虚阳外越："气本属阳，阳气不足则寒从中生，则阳无所存而浮越于外"。李杲重视气机的升降，认为气应宣发于上焦，乃能周流全身；火宜僭蛰于下焦，以蒸化温煦。脾胃为升降枢纽，脾胃元气不足，升降失常，湿气下流，郁遏下焦，从而激发下焦阴火上冲。

第二个问题，"脾胃属土，得火则生，何谓火盛则乘其土位？"

张介宾据五行生克一般次序（火生土）对李杲的"火胜则乘其土位"提出质疑，可是李杲据《内经》"少火"、"壮火"之说，认为生土之火为不亢的少火，"火胜"指的已是过亢的壮火，火亢为害，克金、侮水、乘土、犯木均可能发生。李杲强调"乘其土位"，是他脾胃为本思想的体现，也基于临床上脾胃气虚与阴火常并见，火耗元气而导致脾胃更虚，因而产生了"火旺则乘其土位"的认识。

我们认为,五行间的生克关系必须活看,所谓"五行无常胜",不能拘泥于一般的生克次序。而且生与克是辩证统一的两个方面,古人已认识到"但有一物,全备五行",故生中有克,克中有生;少生即是克,少克也是生;过生反成克,过克可促生。火能生土亦能乘土,土赖火生,但过火又能焦土。反过来,土亦能生火,所谓"土为万物之母",心之气血即赖脾胃生化,脾病亦可犯心,《难经》讲的"从前来者为虚邪"中就有土克火了。

此外,李杲还有阴火为肾间相火之说,从气机升降的角度论述了阴火上冲而犯土位的病理机制。

第三个问题,"何不曰寒与元气不两立,而反曰火与元气不两立?"寒邪多伤阳气,故"寒与阳气不两立"的说法也是成立的。但寒伤阳气人所共知,火耗阳气,人常失察。李杲专论"火与元气两不立"以期引起人们对这个问题的重视。"不曰寒与元气两不立"并不是否定"寒与阳气两不立",这与第一题不讲"生阳日缩"专论"反助心火"的精神是一致的。

李杲"火与元气不两立"之火,主要是指阴火而言。李杲的观点是元气不足则阴火亢盛,元气充沛则阴火戢敛,是谓"一胜则一负",故曰"不两立"。阳火虽亦耗气,但元气未损(所谓气有余便是火)故耗而不显;而阴火本由气虚而生,生而更伤元气,如不急加扶护,危害立见。李杲有见于此,故以"火与元气两不立"为说,特加强调,使人在处理阴火证时能注意到元气的损耗,步步顾护正气,避免多用苦寒,更伤元气。

(六)李杲普济消毒饮治疗疫病医案分析

《东垣试效方·卷九·杂方门》载李杲"时毒治验"一则:泰和二年(公元1202年)四月,民多疫疠,初觉憎寒壮热,体重,次传头面肿盛,目不能开,上喘,咽喉不利,舌干口燥,俗云大头天行。亲戚不相访问,如染之,多不救。时有"张县承侄亦得此病",其他医生以承气汤、板蓝根等治疗,"终莫能愈,渐至危笃",后请李杲诊治,李杲认为:"此邪热客于心肺之间,上攻头面而为肿盛,以承气汤下之,泻胃中之实热,是诛罚无过。"李杲为之处方用黄芩、黄连、橘红、玄参、生甘草、连翘、鼠粘子、薄荷叶、板蓝根、马勃、白僵蚕、升麻、柴胡、桔梗，为细末，半用汤调，时时服之；半用蜜丸，噙化之。"服尽良愈"。后"凡他所有病，皆书方以贴之，全活甚众，时人皆曰，此方天人所制，遂刊于石，以传永久。普济消毒饮子。"

普济消毒饮为李杲早年所制名方，那时李杲的脾胃学说还未正式形成，但李氏重视脾胃元气和擅用升阳散火的特色，在本案中已可见端倪。此类炎症明显的疫病，黄芩、黄连、板蓝根、玄参、连翘等清热解毒之品，一般医生都会采用，但李杲的特色表现在对苦寒泻火药中加入了升麻、柴胡、桔梗、陈皮等药，泻火与升阳相结合，并用人参一味以照顾元气。全方组合精妙，但可见冰天雪地中一点清阳，缭缭上升，气意生动，真可谓画龙点睛之笔。此方在治疗疫病方面的卓越疗效也证明了李杲学术思想在防治疫病方面的价值（有关李东垣"补土派"形成的历史背景分析，参见附录8）。

五、王好古的《阴证略例》

王好古，字进之，晚号海藏老人。河北赵州人（今河北赵县），执业于晋州（今山西太原）。家世及具体生卒年月不详（一说约生于公元1200～1264）。初受业于张元素，后又从李东垣学习，成为易水学派中的中坚人物。著有《阴证略例》一卷，对疫病中的"阴证"作了专门的论述。

王好古认为疫病中阴证害人尤速，他在书中写道："伤寒，人之大疾也，其候最急，而阴毒证为尤惨，阳则易辨而易治，阴则难辨而难治。""若夫阳证，热深而厥，不为难辨；阴候寒甚，外反假热，非若四逆脉沉细欲绝之易辨。犹如脉鼓击有力，加阳脉数倍"甚而"欲坐井中"，看似阳证，而实际是"内伏太阴"，"阴盛发躁"。故他论述的重点，是阴证阳从外越，呈现种种阳热假象时的辨治。王氏看到一般人对发热性疾病往往注重于三阳证而略于对三阴证的辨治，故撷取各家医著中有关阴证的论述，特别是宋金医家如朱肱、许叔微、韩祗和、张元素等医家的阐发，加上自己对阴证研究的体会，编成此书。从所述"阴毒证"发病急暴惨烈的情况来看，应多属疫病。

对阴证的发病原因，王好古在朱肱"内已伏阴，外又感寒"说的基础上，进一步强调"在本气虚实之所得耳"。他说："霜露雾露久雨清湿之气，山岚障气等，皆谓之清邪也。有单衣而感于外者，有空腹而感于内者，有单衣空腹而内外俱感者，所禀轻重不一，在人本气虚实之所得耳。岂特内寒饮冷，误服凉药而独得阴证哉！重而不可治者，以其虚人内以伏阴，外有感寒，内外俱病，所以不可治也。"即构成阴证的主要原因在于人身本气的先有"伏阴"，而不一定是感的邪气为阴毒。这与庞安时"禀气各有盛衰，宿病各有寒热，因伤寒蒸起宿疾更不在感异气而变"的观点是一致的。按照庞安时和王好古这一观点，同一病邪可以发生不同的证型，则"非典"患者出现或阴或阳的不同证型也就不足为奇了。

当然，不同致病原在发病证候上存在的不同特性和同一致病原在发病证候上存在的共性都是不可抹杀的，不能因有了"体质从化"说就完全否认病邪属性。阴证学说给我们的启示是，在重视病邪属性的同时，结合体质、地域、气候等多种因素的影响，将更能全面辨证疫病的各种证型，体现出中医学"三因制宜"的特色。

《阴证略例》对阴证的各种症状病机进行了详细辨析。如对身痛一症，《阴证略例·论阴证始终形状杂举例》论道，"身如被杖者，阳气尽而血脉凝涩，不能荣养于身也，……或欲寐以自养及目白睛而赤者，肺受火邪也"，"阳气不能营运于四肢身表，经络遏绝，气欲行而不得行，及其得行而遽止之，故行处微紫色，不得行而止处不青则黑也，所以身如被杖"。联系到部分非典患者出现的严重身痛，有借鉴意义。

对阴证的治疗，王好古多取庞安时《伤寒总病论》和朱肱《活人书》中治疗阴证的辛热峻剂，如返阴丹、回阳丹、火焰散、霹雳散、正阳散、附子散、肉桂散等方，对此，后世医家多有指责，近贤赵锡武先生为之辩解云："海藏老人《阴证略例》曾遭受不少人指责，谓其用药辛燥温热，治病有偏，其实不然。倘若对那些心肾阳虚，阴邪内闭者，不敢以大剂辛温扶阳之品，岂能治病！"

此外，王好古自己又创制了神术汤、黄芪汤、调中丸等方，丰富了阴证的治疗方法。其"阴证例总论"用神术汤治初起发热恶寒诸症，药用苍术、防风、甘草三味为基本方。王好古用神术汤，提出需根据运气进行加减，如

"太阴湿土司天，则加白术，藁本；少阴君火司天，则加细辛、独活"等，同时又指出："上神术汤六气加减法，非止为司天之气设也。至于岁之生气与月建日时同前应见者，皆当随所应见，依上例而加减之"，反映了医家在运用运气学说时的灵活性和正确态度。

第六章 明清温病学说与疫病

一、吴有性《温疫论》的问世标志温病学说的确立

（一）《温疫论》产生的时代背景

吴有性，字又可，明末江苏震泽人。吴氏所生活的年代，正当明朝末年，社会动乱，疫病猖獗。据吴氏《温疫论》自序云："崇祯辛巳（公元1641年），疫气流行，山东、浙省、南北两直（北直指河北、南直指江苏一带）感者尤多，至五六月益甚，或至阖门传染。"《吴江县志》记载当地"一巷百余家，无一家仅免；一门数十口，无一口仅存"。吴有性目睹当时疫病流行的惨状，看到当时医生大多以"伤寒"旧法为治，"枉死不可胜计"，深感"守古法不合今病，以今病简古书原无明论，是以投剂不效"，因此，他对温疫"静心穷理，格其所感之气，所入之门，所受之处，及其传变之体，平日所用历验方法"，于1642年著成我国医学史上第一部专论疫病的著作——《温疫论》。

以上历史背景说明吴氏《温疫论》立论的基础是：①疫病大规模流行，吴氏所见外感病以疫病为主。②医家以"伤寒"法治疗效果不好，说明当时流行的疫病与《伤寒论》时代的疫病性质不同。吴氏《温疫论》即针对这一时代背景立说。

（二）对疫病病名的看法

明以前，医家以伤寒统称各种外感病，虽然在《内经》就有了"疫疠"、"温疠"、"温病"等名称，但从属于广义伤寒的范围，故医家多按伤寒六经理论辨治疫病。吴有性要跳出《伤寒》旧法的束缚，首先要对"温疫"与"伤寒"的病名进行驳正。他在《温疫论·正名》中说："《伤寒论》曰：'发热而渴不恶寒者为温病。后人去'氵'加'疒'为'瘟'，即'温'也。'……要之，古无瘟、痢、症三字，盖后人之自为变易耳。不可因易其文，以

温瘟为两病，各指受病之原。乃指冬之伏寒，至春至夏发为温热，又以非时之气为瘟疫……夫温者热之始，热者温之终，温热首尾一体，故又为热病即温病也。又名疫者，以其延门阖户，又如徭役之役，众人均等之谓也。今省文作'殳'加'疒'为'疫'，又为时疫时气者，因其感时行戾气所发也，因其恶厉，又谓之疫厉。"吴又可认为一切热病均可以"温"命名，而"温病"和"温疫"原无区别，则一切热病都是温疫了。又谓临床"悉见温疫，求其真伤寒百无一二"，虽然所说未免夸大，但出于特定的时代背景，他的这种观点也是可以理解的。

（三）阐发"戾气"学说

1. 强调"戾气"在引发疫病中的决定作用

吴有性在继承前人学术成就的基础上，结合自己的临床经验，总结性地提出温病的致病原因是由自然界另有一类特殊物质——"杂气"所引起。杂气"种种不一"，其中的疫气因"有甚于他气，故为病颇重，因名之疠气"，也叫作"戾气"。疠气之名非自吴氏始，前述诸家已多有论及，但吴氏在论"戾气"时，质疑六气，非议运气，否定伏气，突出了疠气在疫病发病中的决定性作用。

（1）非议六气：吴有性在《温疫论》原序中就明确地写道："夫温疫之为病，非风、非寒、非暑、非湿，乃天地间别有一种异气所感。"又在《温疫论·原病》中论述道："病疫之由，昔以为非其时有其气，春应温而反大寒，夏应热而反大凉，秋应凉而反大热，冬应寒而反大温，得非时之气，长幼之病相似以为疫。余论则不然，夫寒热温凉乃四时之常，因风雨阴晴，稍为损益，假令秋热必多晴，春寒因多雨，较之亦天地之常事，未必多疫也。伤寒与中暑，感天地之常气，疫者，感天地之疠气。"在《温疫论·伤寒例正误》中又云："春寒之气，终不若冬时严寒杀厉之气为重……即冬时严寒倍常，是为至而太过，所感亦不过即病之伤寒耳。""若夏凉冬暖，转得春秋之和气，岂有因其和而反致疾者？所以但见伤寒中暑，未尝见伤温和而中清凉也。温暖清凉，未必为病，又乌可以言疫！"吴氏公开质疑《内经》的六气致病说，从而确立了以戾气为主要发病原因的温病病因学说。

（2）批评运气：《温疫论·杂气论》中论道："杂气为病也……不可以年岁四时为拘，盖非五运六气所能定者"。又批评刘完素说："刘河间作原病式，盖祖五运六气，百病皆原于风寒暑湿燥火，无出此六气为病者。实不知杂气为病，更多于六气。六气有限，现在可测；杂气无穷，茫然不可测。专务六气，不言杂气，岂能包括天下之病欤！"

（3）否定伏气：针对《伤寒例》"寒毒藏于肌肤"之说，吴有性驳斥道："且言寒毒藏于肌肤之间，肌为肌表，肤为皮之浅者，其间一毫一窍，无非营卫经行所摄之地，即感冒些小风寒尚不能稽留，当即为病，何况受严寒杀厉之气，且感于皮肤最浅之处，反能容隐者耶？以此推之，必无是理矣。""果系寒毒藏于肌肤，虽过时而发，邪气犹然在表，治法不无发散，邪从汗解。后世治温疫者，若执肌肤之邪，误投发散，非徒无益，而又害之矣！"（《温疫论·伤寒例正误》）。

像吴有性这样明确而全面地质疑六气，非议运气、否定伏气，专以戾气为疫病原因者，可以说前无古人。

2. 全面描述"戾气"特性

（1）从口鼻而入邪伏募原：在感邪途径上，《温疫论·原病》中说："疫者感天地之疠气……此气之来，无论老少强弱，触之者即病，邪从口鼻而入"，在《温疫论·辨明伤寒时疫》中亦说："伤寒之邪，自毫窍而入，时疫之邪，自口鼻而入"。

对于疠气从口鼻而入后的邪留部位，吴氏创邪伏募原说："邪从口鼻而入则其所客，内不在脏腑，外不在经络，舍于伏脊之内，去表不远附近于胃，乃表里之分界，是为半表半里，即《内经》所谓横连募原者也……"（《温疫论·统论疫有九传治法》）。

虽然北宋的庞安时在《伤寒总病论》中早已谈到疫气可从鼻窍吸入传染，缪仲淳《先醒斋医学广笔记·春温夏日病大法》中也已有"凡邪气之入必从口鼻"的论述，但均未能像吴有性这样明确地论述。

（2）不同的"戾气"致病不同：吴有性发现"戾气"的种类不同，所引起的疾病也不同，侵犯的脏器部位也不一。另外，人类的疫病和禽兽的瘟疫是由不同的戾气所引起。他说："盖当其时，适有某气专入某脏腑经络，专发为某病"，"至于无形之气，偏中于动物者，如牛瘟、羊瘟、鸡瘟、鸭瘟，岂当人疫而已哉？然牛病而羊不病，鸡病而鸭不病，人病而禽兽不病，究其所伤不同，因其气各异也"，"杂气所钟，为病各种，是知气之不一也。盖当其特适，有某气专入某脏腑经络，专发为某病。"这里折射出了现代医学中的不同病原体致病学说，在那个时期没有微观检测手段支持的情况下，吴氏有这些独到的认识已是很不容易了。

（3）戾气有暴发亦有散发：吴氏还注意到某些散发性的疫病。他在《温疫论·伤寒例正误》中说："上文所言，长幼之病多相似者，此则为时疫之气"，"间岁亦有之，但不甚耳"。又在《温疫论·杂气论》篇中谈道："其时村落中偶有一、二人所患者虽不与众人等，然考其证，甚合某年某处众人所患之病纤悉相同，治法无异。此即当年之杂气，但目今所钟不厚，所患者稀少耳。此又不可以众人无有，断为非杂气也"。吴氏能观察到一些疫病的散发病例与爆发流行病例的一致性，对防治散发病例和控制疫情的传播均有重要意义。

（4）从募原九传说：对于疠气从口鼻而入后的传变规律，吴有性创立"九传"说，认为邪在募原，"宜达原散疏之"，邪气一离募原，"有但表而不里者，有但里而不表者，有表而再表者，有里而再里者，有表里分传者，有表里分传而再分传者，有表胜于里者，有里胜于表者，有先表而后里者，有先里而后表者。"（吴氏的"九传"实际上讲了 10 种情况，故刘奎《温疫论类编》称其为"十传"）"九传"讲的都是表里之间传变，故《温疫论·统论疫有九传治法》说："夫疫之传有九，然亦不出乎表里之间已矣。所谓九传者，病人各得其一，非谓一病而有九传也。"由于这种传变分型较简单粗糙，后世医家较少采用，但吴氏突破了外感病六经传变的旧规，比之刘河间等仍在六经辨证中争寒热又跨出了一大步，也是标志温病学说跳出伤寒圈子的关键性一步。

从上述可知，吴有性不仅提出戾气问题，而且对戾气的观察和描述，达到了前所未有的深度，故后人将戾气学说的发明归功于吴氏，就可以理解了。

3. 重视"戾气"亦重视正气

吴氏认为疠气是引起疫病的主要因素，但仍重视人体正气对是否发病所起的作用。其论述曰："本气充实，邪不能入"，"邪之所凑，其气必虚，因本气亏虚，呼吸之间，外邪因而乘之。昔有三人，冒雾早行，空腹者死，饮酒者病，饱食者不病。疫邪所得，又何异耶？"，"本气充满，邪不易入，本气适逢亏欠，呼吸之间，外邪因而乘之"，"或遇饥饱劳碌，忧思气怒，正气被伤，邪气始得张溢"。但吴氏没有过分强调正气的抗病能力，而是比较客观地指出："若其年疫气充斥，不论强弱，正气稍衰者，触之则病，则又不拘泥于此矣。"说明正气的抗病能力是有一定限度的。

（四）吴有性治疫特点

1. 攻击驱邪擅用下法

吴氏认识到"戾气"是物质的，可采用药物制服。他在《温疫论》中写道："夫物者气之化也，气者物之变也，气即是物，物即是气。"认为戾气"气即是物"，乃客观存在的物质。他在《温疫论》中指出："夫物之可以制气者药物也"。主张用能直接制服"疬气"的药物来治疗疫病。这是继承发挥了孙思邈的观点。

如何制服戾气呢？《温疫论·标本》篇曰："诸窍乃人身之户牖也。邪自窍而入，未有不由窍而出……汗吐下三法总是导引其邪从门户而出，可为治之大纲，舍此皆治标云耳。"可见吴氏的主张是把戾气驱逐出体外，而攻击戾气的方法，主要还是汗、吐、下三法。在这三法中，吴氏最擅长用的是下法，指出用下法的目的"实为开门驱贼之法"。他认为"大凡客邪贵乎早治"，"承气本为逐邪，非专为结粪设也"。针对伤寒"下不嫌迟"的训诫，倡温病"下不嫌早"之说。

吴氏治疫以祛邪为本，清热为标。论曰："但能治其邪，不治其热，而热自已。夫邪之与热，犹形影相依，形亡而影未有独存者。"认为把戾气驱除掉，病也就好了。

2. 创达原饮疏利治邪

对于风温初起，他提出"邪伏膜原"之说，立疏利透达法，创制名方达原饮，以疏散半表半里募原之邪，从而为温病的治疗开辟了新途径。

吴氏认为"温邪初起……此邪不在经，汗之徒伤表气，热亦不减，又不可下，此邪不在表，下之徒伤胃气，其渴愈甚，宜达原饮。"

达原饮：槟榔二钱、厚朴一钱、草果仁五分、知母一钱、芍药一钱、黄芩一钱、甘草五分、用水二盅，煎八分，午后温服。

3. 创三甲散破瘀搜邪

吴氏《温疫论》攻击祛邪，重点在气分，但对热入血分的治疗，也颇有特色。谓"邪在气分，则宜疏透，邪在血分，恒多胶滞"。他对邪入血分，络热瘀阻，主客交浑者，创用三甲散法。

三甲散方：鳖甲、龟甲并用酥炙黄为末各一钱，穿山甲土炒黄为末五分，蝉蜕洗净炙干五分，僵蚕白硬者，切断生用五分牡蛎煅为末五分，咽燥者斟酌用蟅虫三个，干者劈碎，鲜者捣烂，和酒少许，取汁入汤药同服，其渣入诸药同煎白芍药酒炒七分，当归五分，甘草三分。

论曰："客邪胶固于血脉，主客交浑，最难得解"，"医以杂药频试，补之则邪火愈炽；泻之则损脾败胃；滋之则胶邪愈固，散之则经络益虚，疏之则精气愈耗，守之则日削近死。盖但知其伏邪已溃，表里分传，里证虽除，不知正气衰微，不能托邪出表，邪留不去，因与血脉合而为一，结为痼疾也。"（《温疫论·主客交》）。

吴氏此方颇为薛生白赏识，并运用于湿热病中。其《湿热病篇》有云："湿热病，七八日，口不渴，声不出，与饮食亦不却，默默不语，神识昏迷，进辛香凉泄、芳香逐秽俱不效，此邪入厥阴，主客浑受，宜仿吴有性三甲散：醉地鳖虫、醋炒鳖甲、土炒穿山甲、生僵蚕、柴胡、桃仁泥等味。"近代无锡名医严炜候氏用仿三甲散方治疗乙脑后期昏睡不醒，颇有良效。兹录其病例一则于下。

陆翠霞，五岁，初诊日期 1962 年 8 月 16 日。病情：始起惊厥，厥后发热，已经五天，热窜厥阴，以致神志不清，昏迷默默，终日嗜卧，与饮食而不却。脉象濡数，舌苔黄腻。小便清利，有时呃逆，有时太息，体温 39.5℃。经张泾地区医院脑脊液化验诊断为乙型脑炎。此乃湿热之邪不得外泄，以致瘀滞络脉，生气不能萌动，有降无升、灵机被阻，主客浑受使然。症势非轻，内闭外脱堪虞，仿吴氏三甲散以入阴升阳，破滞逐瘀。

处方：土炒穿山甲一钱五分、醋炒鳖甲三钱、制蚕一钱五分、桃仁泥三钱、酒醉地鳖虫五只、细柴胡一钱、香青蒿三钱、大连翘三钱、香豆豉三钱、黑山栀三钱、炒枳壳一钱五分、玉桔梗五分。

二诊：前进破滞逐瘀药服两剂，络脉通而邪得解，神志已清，体温亦平，汗出多而肤冷，脉象濡数，舌苔已净，神倦懒言，意欲索食。阴中之邪火尽达于表，络中之邪风分化而散。再与芳香醒脾，佐以分利。盖援用叶氏通阳不在温而在利小便之法。

处方：香谷芽三钱、生米仁三钱、鲜荷梗三尺、香粳稻叶十二片、川连三分后下、六一散三钱、鲜佩兰叶十二片、鲜藿香叶五片、宣木瓜一钱五分、枇杷叶三张去毛、蔻壳一钱。

严老医师指出，此法的应用，需抓住神志昏迷而手足不抽搐一证，邪入气分则发痉，邪入血分则不发痉也（《江苏中医学术活动文选·第一辑》）。

二、温病学说的发展和深化

（一）对疫病病因病机的不同认识

1. 叶天士仍以"六气"论疫病病因

叶天士，字天士，号香岩，江苏人，生于清康熙乾隆间（约公元1666~1745年），所著《温热论治》为其门人顾景文笔录，经唐大烈润色而成。另有《三时伏气外感篇》等温病方面的著作。

叶天士在疫病病因上不同于吴有性的专主"戾气说"，而是仍以六气说（包括伏气、运气）为主。其《三时伏气外感篇》第一条即曰："春温一证，由冬令收藏未固，昔人以冬寒内伏，藏于少阴，入春发于少阳……"第二条曰："风温者，春月受风，其气已温……"第三条曰："夏为热病，然夏至以前，时令未为大热，《经》以先夏至病温，后夏至病暑……长夏湿令，暑必兼湿……"在《外感温热篇》中又结合当地气候，指出了风、温、湿、热诸气相兼所致疾病的特点，曰："吾吴湿邪害人最广"，"风挟温热而燥生，清窍必干……湿与温合，蒸郁而蒙蔽于上"。

2. 杨璿以热毒内郁论疫病病机

杨璿，字玉衡，号栗山老人，生于清代乾隆年间，于公元1784年著成6

卷《伤寒瘟疫条辨》，后人简称为《寒瘟条辨》。杨璿在继承吴有性温疫学说的基础上，创立了以中焦为病变中心，以温热火郁为病机关键，以由中焦而涉上下、由血分而达气分为传变方式，以芳香逐秽和宣通怫郁为治疗大法的辨治体系。

3. 各家对运气与疫病关系的看法

（1）叶天士依据"运气"创名方：雍正癸丑年疫气流行，抚吴使者嘱叶天士制方，叶氏根据癸丑年运气特点即"癸丑太阴湿土气化运行，后天太阳寒水，湿寒合德，挟中运之火流行，气交阳光不治，疫气乃行。"认为"凡人之脾胃虚者，乃应其疠气，邪从口鼻皮毛而入。病从湿化者，发热、目黄、胸满、丹疹、泄泻，当察其舌色或淡白或舌心干焦者，神昏谵语，斑疹，当察其舌绛干光圆硬，津涸液枯，寒从火化，邪已入营矣。"拟甘露消毒丹（飞滑石十五两、淡芩十两、茵陈十一两、藿香四两、连翘四两、石菖蒲六两、白蔻四两、薄荷四两、木通五两、射干四两、川贝母五两）与神犀丹（犀尖六两、生地一斤熬膏、香豉八两熬膏、连翘十两、黄芩六两、板蓝根九两、银花一斤、金汁一两、元参七两、花粉四两、石菖蒲六两、紫草四两）治之。疗效甚好，时人比之普济消毒饮（《医效秘传·卷一》载"叶氏治疫经验"）。

癸丑年与今年癸未年的运气相类，均为岁火不及，太阴湿土司天，此方或可供防治"非典"参考。

（2）薛雪据运气应对新发突发病：薛雪（公元 1681～1770 年），字生白，号一瓢，清代江苏吴县人，与叶天士、吴鞠通、王孟英并称"温病四大家"。

薛雪重视运气学说，认为温疫的出现与气候变化有必然的联系，强调治疫病应结合当年的五运六气。他说："凡大疫之年，多有难识之症，医者绝无把握，方药杂投，夭枉不少，要得其总决，当就三年中司天在泉，推气候之相乖者在何处，再合本年之司天在泉求之，以此用药，虽不中，不远矣。"（《吴医汇讲·日讲杂记》）。

（3）杨璿随机通变论运气：杨氏治病善于与运气相联系。他在《伤寒温疫条辨》中开篇便论及"治病须知大运辨"，认为疾病应顺应于大运，而不必拘泥于小运。治病应随机通变，曰："民病之应乎运气，在大不在小，不可拘小运，遗其本而专事其末也。病而与大小俱合无论矣。有于大运则合，岁气相违者，自从其大而略变其间也，此常理也。有于小则合，于大相违，更有于大运岁气俱违者，偶尔之变，亦当因其变而变应之。如冬温夏凉，怪病百出，俱不可以常理论也。总以大运为主，不以岁气纷更，强合乎证。"杨氏还结合自身的经历对此进行了阐述："乾隆九年甲子，寒水大运，证多阴寒，治多温补。自兹已后，而阳火之证渐渐多矣，向温补宜重者变而从轻，清泻宜轻者变而从重。迨及甲戌乙亥，所宜重泻者，虽极清极解而亦弗验矣，势必荡涤而元枭之势始杀。至甲申乙酉，荡涤之法向施于初病者，多有首尾而难免者矣。"杨氏认为年份不同，五运六气不同，所患的疫病和用药亦不同。辨治疫病应结合五运六气，不可拘于一方一法。

（4）余霖"疫疹因乎气运"说：余霖，字师愚，清代常州桐溪人。曾旅居安徽桐城，故又称桐城人。于乾隆五十九年（1794年），著成《疫疹一得》2卷。

余氏甚重运气之学，自序谓"参合司天、大运、主气、小运，著为《疫疹一得》。"该书开篇便立"参合六十年客气旁通图"，"运气便览"，"运气之变成疾"以及"论四时运气"诸篇专论，对"运气学说"进行了详尽的诠释。他强调说："医者不按运气，固执古方，百无一效"。

余氏治疫名方"清瘟败毒饮"的创立，与他的运气观点有直接关系。他在《疫疹一得·论疫疹因乎气运》中说："乾隆戊子年（1768年），吾邑疫疹流行，一人得病，传染一家，轻者十生八、九，重者十存一、二，合境之内，大率如斯。初起之时，先恶寒而后发热，头痛如劈，腰如被杖，腹如搅肠，呕泄兼作，大小同病，万人一辙。原夫至此之由，总不外乎运气。人身一小天地，天地如有是之疠气，人即有如是之疠疾，缘戊子岁少阴君火司天，大运主之，五、六月间，少阴君火，加以少阳相火，小运主之，二之气与三之气合行其令，人身中只有一岁，焉能胜烈火之亢哉？"可知其清瘟败毒饮是据火年运气立的方。

《阅微草堂笔记·卷十八》记载："乾隆癸丑（公元1793年）春夏间，京师多疫。以张景岳法治之，十死八九；以吴又可法治之，亦不甚验。有桐城一医（即余霖），以重剂石膏治冯鸿胪星实之姬，人见者甚骇异。然呼吸将绝，应手辄痊。踵其法者，活人无算。有一剂用至八两，一人服至四斤者。虽刘守真之《病原式》、张子和之《儒门侍亲》，专用寒凉，亦未敢至是，实自古所未闻矣。考喜用石膏，莫过于明缪仲淳，本非中道，故王懋竑《白田集》有《石膏论》一篇，力辩其非。不知何以取效如此。此亦五运六气适值是年（癸丑年属火运），未可执为定例也。"

（5）刘奎说疫重视运气郁发：刘奎，字文甫，号松峰，山东诸城人。乾隆、嘉庆（公元 1736～1820 年）年间名医，著有《松峰说疫》和《温疫论类编》。刘氏论疫一本吴有性《温疫论》，但对运气学说看法不同于吴氏。《松峰说疫》中有曰："治疫者，必先明乎化水化火之微，客气主气之异，司天在泉之殊致，五运六气之分途，既已，胸有成竹矣，及遇疫气之来，而复观天时之雨旸寒火奥，地理之高下燥湿，人身之老幼虚实，病之或在表，或在里……而后再稽诸运气以济其变，而治疫之能事始毕焉已。"

不过，他在主张运气时，也指出"所虑者，执于一偏而胶柱鼓瑟耳。若能不离乎此而不泥乎此，方为善言运气者也。其言某年应用某药，不过言其大概。治疫者，仍当审症以投剂，岂可尽恃乎而不知变通乎。"

《松峰说疫》卷六为"运气"专卷，除"五运详注"和"六气详注"两篇介绍运气一般常识外，专设"五运五郁天时民病详解"篇，论述五运郁发的天时、民病、和治法，突出一个"郁"字。制方也从治郁入手，如："竹叶导赤散，治君火郁为疫，乃心与小肠受病，以致斑淋吐衄血，错语不眠，狂躁烦呕，一切火邪等症。"这是对待运气的正确态度。

4. 薛雪"湿热在外，正虚于内"的疫病病因观

薛雪认为湿热在外，正虚于内是疫病的发病原因。他生于南方，观察到长夏气候多湿，所发疫病多兼湿象，故所著名《湿热病篇》（又名《湿热条辨》）。其论曰："夫热为天之气，湿为地之气，热得湿而愈炽，湿得热而愈横。湿热两分，其病轻而缓；湿热两合，其病重而速。"薛氏同时亦强调机体的内在因素在疫病发病中的重要作用。指出："太阴内伤，湿饮停聚，客邪再至，内外相引，故病湿热"。又说："或有先因于湿，再因饥劳而病者，亦属内伤夹湿。标本同病。"这些话强调了疫病的发生决定于脾胃之气的虚实。薛氏又认为疫病的病变传化，亦决定于脾胃之气的虚实，人的机体气质不同，外邪伤人后，病情亦有不同。薛氏曰："湿热病，属阳明太阴经者居多，中气实则病阳明，中气虚则病太阴。"

"非典"患者证象明显挟湿者较多，薛雪的湿热思想和他的相关治则有参考价值。

5. 吴瑭对吴有性否定伏气观点的批评及对痘证发病与运气关系的阐述

吴瑭（公元 1758～1836 年），字鞠通，江苏淮阴人。早年私淑吴有性，曾"专心学步焉"，后又觉得"细察其法，亦不免支离驳杂，大抵功过两不相掩，盖用心良苦，而学术未精也"（《温病条辨·自序》）。故对吴有性采取了有继承又有批判的态度。如对吴有性完全否定伏气的观点就提出批评："吴又可……不明伏气为病之理……遂直断温热之原非风寒所中，不责己之不明，反责经言之谬"（《温病条辨·原病篇》）。

吴瑭观察到痘证的发病与运气有关。他在《温病条辨·痘证总论》中说："治痘明家，古来不下数十，可称尽善……但古人治法良多，而议病究未透彻来路，皆由不明六气为病与温病之源……总未议及发于子午卯酉之年，而他年罕发者何故。盖子午者，君火司天；卯酉者，君火在泉。人身之司君火者，少阴也。先天之毒，藏于肾脏，肾者，坎也，有二阴以恋一阳，又以太阳寒水为腑，故不发也；必待君火之年，与人身君火之气相搏，激而后发也。故北口外寒水凝结之所，永不发痘。盖人生之胎毒如火药，岁气之君火如火线，非此引之不发。以是知痘证与温病之发同一类也。试观《六元正纪》所载温疠大行、民病温疠之处，皆君相两火加临之候，未有寒水湿土加临而病温者，亦可知愚之非臆说矣！"

（二）卫气营血和三焦辨证体系的完善

1. 叶天士"卫气营血"辨证纲领的建立

叶天士对疫病邪入部位和传变的认识不同于吴有性，他认为"温邪上受，首先犯肺，逆传心包。肺主气属卫，心主血属营。辨卫气营血，虽与伤寒同，若论治法，则与伤寒大异也。"主张"大凡看法，卫之后方言气，营之后方言血，在卫汗之可也，到气才可清气，入营犹可透热转气，如犀角、玄参、羚羊角等物；入血则恐耗血，直须凉血散血，如生地、丹皮、阿胶、赤芍等物。

否则前后不若不循缓急之法，虑其动手便错，反致慌张矣!"（《外感温热篇》）。

叶氏的卫气营血说，是从六经辨证演变而来，故曰"辨卫气营血与伤寒同"。风寒在下，先犯足太阳，而温热在上，故先犯手太阴。伤寒逆传足阳明，温病逆传手厥阴，两者都从三阴三阳开阖枢模式来。叶天士可谓善学仲景者也! 叶天士从温热病的实际情况出发，活用六经辨证，创卫气营血辨证体系，成为温病学辨证的基本纲领。

2. 吴瑭对"三焦辨证"的完善

当时瘟疫频繁流行，吴氏对温病学说进行了深入钻研。他很推崇叶天士的有关温病的论述。但又感到叶氏治疗温病"多南方证，又立论甚简，但有医案散见于杂证之中，人多忽之而不深究"，故在继承叶天士学术思想的基础上，结合自己的临床经验，写成《温病条辨》7卷。吴瑭对温病学说最杰出的贡献是完善了"三焦辨证"。

"三焦"也是《内经》中已有的概念，如《灵枢·营卫生会》有"上焦如雾、中焦如沤、下焦如渎"的论述，但未作辨证纲领。运用"三焦"来指导辨证，历代医家偶有涉及，如喻昌《尚论篇·卷首·详论温疫以破大惑》已主张治温疫分三焦论治，叶天士《外感温热篇》有"邪留三焦"、"分消上下"，"三焦不得从外解，必致成里结"等论说。

薛雪《湿热病篇》论及三焦较多，如："湿热证，壮热烦渴，舌焦红或缩，斑疹，胸痞，自利，神昏痉厥，热邪充斥表里三焦，宜大剂犀角、羚羊角、生地、玄参等味"，"湿热证，数日后脘中微闷，知饥不食，湿邪蒙绕三焦，宜藿香、薄荷叶等味"，"湿热证，初起发热、汗出胸痞，口渴舌白，湿伏中焦，宜藿梗、蔻仁、杏仁等味"，但其所论均指的是气化三焦，即三焦气化功能的失常，病变多属气分，故仍然不能成为严格意义上的辨证体系。

至吴瑭才明确提出上焦肺与心包络，中焦胃与脾，下焦肝与肾的概念，认为温热疫病是从三焦变化的。六经为横，三焦为竖，寒邪自横、温邪自竖侵袭人体。其三焦病机说虽沿用《内经》三焦之名，但只取三焦分部以区分温病传变趋势。他把风温、湿热、湿温、温疫、秋燥等病，都分做上焦、中焦、下焦来论述。他说："温病自口鼻而入，鼻气通于肺……上焦病不治，则传中焦胃与脾也。中焦病不治，即传下焦肝与肾也。始上焦，终下焦。"他以"顺三焦由上及下"为传变规律，建立了三段三焦的辨证纲领，与叶天士卫气营血辨证理论相得益彰。

卫气营血辨证和三焦辨证体系的确立，标志着温病学说的成熟，使温病学说成为一独立体系。

（三）诊治手段的丰富和发展

明清时期由于温病学的不断发展和成熟，医家们在疫病的诊断和治疗方面也有许多新的创造发明。

1. 喻昌对治疫的贡献

喻昌（字嘉言，明末清初江西南昌人。著《尚论篇》和《尚论后篇》各4卷、《医门法律》6卷、《寓意草》1卷等）。喻氏认为，治疫应以芳香逐秽为主，其在《尚论篇·瘟疫论篇》指出："病前预饮芳香正气药，则邪不能入，此为上也。邪既入，则以逐秽为第一义：上焦如雾，升而逐之，兼以解毒；中焦如沤，疏而逐之，兼以解毒；下焦如渎，决而逐之，兼以解毒。"另外，喻嘉言又在《医门法律》中发明"秋燥论"，补充了《内经》对"秋伤于燥"的缺文，并拟定名方"清燥救肺汤"，为治疗温病中的"秋燥"证做出了贡献。

2. 叶天士开温病辨治新境界

（1）在温病的治疗上，叶天士有"吾吴湿邪害人最广……须要顾其阳气，湿胜则阳微也……不可过于寒凉"之戒，他解释原因曰："何以故耶？湿热一去，阳亦衰微也。"2003年"非典"湿邪特征较著，伤阳的情况也很常见，叶氏之戒应引起临床重视。叶天士对兼有里湿的治疗，还提出了"热病救阴犹易，通阳最难。救阴不在血，而在津与汗；通阳不在温，而在利小便"的著名原则，可供"非典"治疗之参考。

叶氏又云："清凉到十分之六七，往往热减身寒者，不可就云虚寒而投补剂，恐炉烟虽熄，灰中有火也。须细察精详，方少少与之，慎不可直率而往也。"这对"非典"恢复期的治疗，也极有指导意义。

叶氏还在《临证指南医案》中讲到"初病湿热在经，久则瘀热入络"，提示对温病不一定要到出现血分证，凡病程稍久者，都要注意瘀热入络的问题。"非典"患者中期后都会出现不同程度瘀血症状，各地在治疗中也都用了活血化瘀的方药，有些专家甚至提出活血化瘀法要贯穿"非典"治疗的始终，说明叶氏之论具有临床普遍指导意义。他如卫气营血之辨证用药常规，已为大家所熟知，不再赘述。

（2）察舌、验齿辨疫病性质：除开创卫气营血辨证纲领外，叶天士又发展了温病的诊断方法。叶氏十分重视舌诊在温病辨证中的意义，他在《外感温热篇》中用了近十分之四的篇幅来讨论舌苔变化。叶氏对验齿、辨斑疹白痦等方面均有许多新的发明，对温病的诊断辨证影响甚大。对于验齿，王孟英赞其"言温热诸证可验齿而辨其治也，真发从来之未发，是于舌苔之外，更添一秘诀，并可垂为后世法"（《温热经纬·叶香岩外感温热篇》按语）。

3. 杨栗山升清降浊治疫病

杨氏强调邪热内郁，针对热邪内郁之病机，杨氏强调热病"治法急以逐秽"为第一要义。主张清里攻下，升清降浊之法。"以咸寒大苦之味大清大泻之"。在治疗上、中、下三焦之病他均考虑到解毒。如他在《伤寒瘟疫条辩》中说："上焦如雾，升而逐之，兼以解毒；中焦如沤，疏而逐之，兼以解毒；下焦如渎，决而适之，兼以解毒。恶秽既通，乘势追拔，勿使潜滋。所以温病非泻则清，非清则泻。"所创以升降散为核心的治温15方，贯穿着宣、清、通三大治则，各方中均有僵蚕、蝉蜕二药，主要取二者辛凉轻浮，散郁透邪之力，以透热外达，奏行气解散，升清降浊之效。特别是升降散方（僵蚕6克，蝉蜕3克，姜黄6克，大黄12克），20世纪50年代蒲辅周治疗乙型脑炎立清热解毒法，即取升降散加减，取得了非常显著的疗效。在"非典"流行时期，升降散也成为一部分医生推荐的方剂。

4. 余师愚对疫疹的辨治

（1）对疫病斑疹的阐发：余师愚在辨析疫病的斑疹方面有独到的发挥，他认为：①伤寒化热之前，绝无斑疹，必至寒化为热后，或可见斑。疫证邪热入胃常常发斑。《论伤寒无斑疹》言："大者为斑，小者为疹。赤者胃热极，五死一生，紫黑者胃烂，九死一生。"②斑疹早见，疫毒为浅（有发热不及一日便见斑者，疫毒犹浅），发斑愈迟，其毒愈重。③斑疹形状，以松浮为吉，紧束多凶。④疫疹之色，红活淡润为佳，艳红紫赤为凶。

（2）重用石膏清瘟败毒：余氏针对戊子年的运气特征，谓"予因运气，而悟疫症乃胃受外来之淫热，非石膏不足以取效耳！且医者意也，石膏者寒水也，以寒胜热，以水克火，每每投之百发百中。"提出了"非石膏不足以治热疫"。所创名方"清瘟败毒饮"重用石膏，为历代医家所推崇。在抗击SARS中，一些专家也推荐使用此方。

三、坚持以伤寒学说治温疫的医家

吴有性《温疫论》问世，温病脱离伤寒独立门户；至叶、薛、吴、王四大家出，温病学说取代伤寒学说成为中医外感热病学的主流，各种外感热病几乎都被置于温病麾下，对疫病的辨治尤其如此。但也有医家坚持伤寒观点，与温病派展开了激烈论争，代表人物是从根本上否定温病派学说的陆懋修。也有一些医家取折中兼容态度，尝试寒温统一，代表医家为著《通俗伤寒论》的俞肇源。兹将两家观点略述于下。

（一）否定温病学说的陆懋修

清代医家陆懋修，字九芝，江苏元和人。生于清嘉庆二十三年（公元1818年），卒于清光绪十二年（公元1886年）。所著《世补斋医书》33卷，为陆氏七种著作的合集。陆氏阐述医理必据《内经》，治疗疾病概依仲景。对温病学派的全盘否定和运气学说的"六气大司天"说，为其学术思想中两大最有特色的内容。

1. 对温病学派的全盘否定

陆氏学术思想的一个重要方面就是将温病归属于伤寒阳明病中，他认为："温热之病为阳明证，证在《伤寒论》中，方亦不在《伤寒论》外"，"《伤寒论》中自有温热、湿热病也"。并提出"凡温热之治，即当求诸伤寒之论"。他还从运气的角度提出湿温之病必从阳明论治，从而将温病学说从理论到病证，从治法到方药，全部归属于阳明病中。

陆氏对温病学说持完全否定态度，他在《世补斋医书·卷十一》中对温病学派的著作，从叶天士《临证指南》、顾景文《温证论治》、吴鞠通《温病条辨》、杨栗山《伤寒瘟疫条辨》、薛生白《湿热病篇》、王孟英《温热经纬》等一概予以攻击。其中他选取叶天士《临证指南医案》中席姓七案和张、顾、陈诸姓之案，逐字逐句加以批驳。又如他在"论章虚谷《外感温热》"篇中说："伤寒一证，至天士而失传；温热一证，亦至天士而失传。而孰知皆非天士之书耶！此之般流，直若傀儡登场，沐猴牵线，不使仲景圣道尽归澌灭不止！而王孟英《温热经纬》尽罗而致之，皆不肯为病者计。呜呼！此中之劫运，其何日已耶？坊间再有《医效秘传》，亦云是叶先生语，为吴子音所刻。《秘传》已极不堪，至于叶、薛、缪三家医案，非特用药之谬，彼此相似，即词句间亦多有雷同，明是一副笔墨，不问可知。"言辞之激烈，可见一斑。

陆氏学识渊博，论述缜密，笔锋犀利，故对寒温之间的学术争鸣产生了较大影响。

2. "六气大司天"说

陆九芝之外曾祖、伤寒名家王丙（字朴庄）精于运气之学，曾著《时节气候决病法》，从运气学说的角度来阐述张仲景《伤寒论》的辨证纲领。陆氏"本于外曾祖王朴庄先生引《内经》七百二十气凡三十岁而为一纪，千四百四十气凡六十岁而为一周，扩而大之，以三百六十年为一大运，六十年为一大气……遂以知古人之用寒用温，即各随其所值之大司天以为治。"陆氏用其"大司天"推算的结果对照《伤寒论》和金元四大家主寒主温的不同特点，论曰："仲景当建安中……属下元厥阴风火用事。当时习用乌、附辛热，正值风火运中，为治多误。故仲景以桂枝、麻黄之温，治中风、伤寒之病；即以葛根芩连、白虎、承气、柏皮、栀豉之清，治温热、湿病之病"。

"刘守真著《素问玄机》……乃绍兴甲子之四十三年，燥火用事，亦宜于凉"，"李东垣为易水高弟，值宋宁宗嘉泰四年，为第六十六甲子，寒湿用事，故宜于温。""王海藏《阴证略例》纯用温药……仍在嘉泰甲子中"，朱丹溪"值泰定元年第六十八甲子，火燥用事，故宜于清"。

"至明张介宾为万历时人，专主温补，则又为嘉靖四十三年第七十二甲子，寒湿用事时矣"。

"此后吴又可论瘟疫，周禹载论温热暑疫，多用寒凉，均值天启四年第七十三甲子风火用事时，故在国朝康熙二十三年第七十四甲子火燥运中遵之多效"。

"至乾隆九年，第七十五甲子，运值湿寒，其气已转，而医循故辙，治之多乖。朴庄先生《伤寒论注》成于乾隆甲寅，以寒凉之治谓不合湿土寒水之运，公之所治无不以温散温补见长。盖公固明于大司天之六气，而自知其所值为湿寒也"。

"逮今同治三年，第七十七甲子又为阳明燥金、少阴君火用事，时上元之气未至而至，故于二年癸亥，上海一隅霍乱盛行，尽为热证。时医以其手足厥逆，竞用丁、附、桂、姜，入口即毙。余于甲子年独以石膏、芩、连，清而愈之；或以凉水调胆矾吐而愈之。证以我躬亲历，而病之各随司天以变者，弥益显然"。

陆氏提出了"欲明前人治法之非偏，必先明六气司天之为病"的观点。这对我们正确评价历代各家学说，提供了一条新的思路。兹将陆氏"大司天三元甲子考"编制成表附列书后（见附表 2），以供研究参考。需要提出注意的是，大司天以六十年为一气，不能认为六十年的运气始终保持一个特点而不变化，就如一年中有春夏秋冬一样，六十年中又有五运六气的变化周期，各种不同周期反映了自然界不同因素的影响，需综合全面分析才能作出较为符合客观实际的判断。

（二）尝试"寒温统一"的俞肇源

俞肇源，字根初，生于清雍正十二年（公元 1734 年），卒于嘉庆四年（公元 1799 年），世居浙江山阴（今绍兴市）陶里。俞氏荟临证所得，复融合古今伤寒论著，于公元 1776 年撰成《通俗伤寒论》12 卷。该书系统反映了他毕生的临床经验和学术成就，被誉为"继河间、又可之后，四时感证之诊疗全书"。

1. "寒温统一"论治疫病

俞根初在外感病辨证方面，继承《伤寒》又融会温病，将风温、风湿、湿温、春温、暑湿、太暑、秋燥等四时感证均归入广义伤寒中，提出了六经钤百病为确定之总诀，以三焦赅疫证为变通之捷诀的观点，熔六经、卫气营血，三焦，脏腑辨证于一炉，为"寒温统一"的首先倡导者和积极实践者。

对六经辨证，俞氏提出六经形层之说，并从气化角度认为六经辨证均有标、本、中见和兼证，主张首辨六气，次辨阴阳虚实，自成一家之说。

对四时感证的治疗，俞氏除以《伤寒论》方法为宗外，兼取后世医家表里双解、三焦并治、温凉合用，通补兼施等法，最后归纳为发表、攻里、滋阴、补阳四大要法。又认为外感病虽多种多样，但究其因都是由气塞而致，故治疗上"均以开郁为先，如表郁而汗，里郁而下，寒湿而温，火燥而清，皆所以通其气之郁也"。

俞氏在六经证治中尤重阳明，认为伤寒证治全藉阳明。在治阳明中又糅入了叶天士养胃阴的观点，谓"伤寒证治，全藉阳明。邪在太阳，须藉胃汁以汗之；邪结阳明，须藉胃汁以下之；邪郁少阳，须藉胃汁以和之。太阴以温为主，救胃阳也；厥阴以清为主，救胃阴也。由太阴湿胜而伤及肾阳者，救胃阳以护肾阳；由厥阴风胜而伤及肾阴者，救胃阴以滋肾阴，皆不离阳明治也"。以上体现了俞氏六经辨证有寒有温，寒温统一的学术特点。惜俞氏未谙三阴三阳开阖枢之理，也就不难读懂叶天士卫气营血辨证源自六经的本义。

2. 寒温并用创新方

俞氏师古而不泥古，寒温合用，创制了许多新方。如蒿芩清胆汤、羚角钩藤汤、犀地清络饮、阿胶鸡子黄汤、新加三拗汤等，临床获得较好疗效，被后世医家所习用。

第七章 近现代中医治疗流行性疾病的案例经验

20 世纪以来，随着各种特效抗菌药物和免疫制剂（如丙球蛋白等）的不断发现，西方医学在治疗流行性疾病方面取得了长足进步。受历史条件的局限，中医学中没有微生物学，因而有些人对中医药在防治感染性疾病方面的作用产生了怀疑。认为中医药在传染病学领域已经退出了历史舞台。殊不知传统中医药的"宏观体系"中已经囊括了许多微观的概念，甚至涵盖了"微观体系"不能具体量化或描述的一些现象。建国以来的一些案例有力地证明了中医药在治疗流行病方面的价值。

建国初期，我国广大医务工作者运用中西医结合治疗乙型脑炎、流感、流行性出血热、登革热等烈性传染病，疗效明显优于单纯西医药治疗。使得中医药在治疗流行病方面的作用和成绩得到肯定。其间部分地区因没有注意到季节、气候、地域及五运六气的变化与疾病的关系，也确实走了一些弯路。总结这一时期中医治疫的经验和教训，将为中医抗击"非典"及防治疫病提供很好的借鉴。

一、石家庄、北京、广东等地治疗乙型脑炎不同方法的比较和启示

乙型脑炎是一种烈性传染病。原卫生部于 1952 年把这种病规定为法定传染病，并将这种病的名称定为"流行性乙型脑炎"。建国前的病死率高达60%。目前西医仍无特效的治疗方法，死亡率仍较高（香港《新明日报》2003 年 6 月 16 日报道，日本脑炎即乙型脑炎暂无特效药，死亡率高达 25%）。我国各地卫生部门，从建国后开始运用中医药防治流行性乙型脑炎，获得显著疗效。例如 1954 年石家庄市采用中医药治疗乙型脑炎患者 31 例，无 1 例死亡，疗效显著。1955 年 7 月 4 日至 8 月 22 日，石家庄市传染病院采用中医药治疗乙型脑炎患者 20 例，其中有 9 例极重型、8 例重型和轻型均被治愈，只有 3 例患者死亡（其中 1 例死于中耳炎败血症），治愈率达 90%。主要采用名中医郭可民的治疗理念，以清热、解暑、养阴为主，用张仲景白虎汤、白虎

加人参汤为主要方剂随症加减（简称为"白虎"、"参白虎"）。因疗效显著而被推广全国，称为"石家庄经验"。

1956 年 7 月，北京市发现流行性乙型脑炎的患者，开始采用中西医结合治疗，效果尚好。但 8 月 5 日以后，发病的形势变得严重起来，仍用原来的治疗方案，效果较差。原卫生部和原北京市卫生局采取紧急措施，及时抽调中医研究院有关中医专家，组成脑炎工作组。在研究了北京市传染病院、儿童医院治疗乙型脑炎的情况后，发现多数患者的病情有"偏湿"的现象，而某些中医师在治疗中却没有注意到这一点，生搬硬套石家庄市过去所采用的成方来治，这是造成治疗不够顺利的重要原因。脑炎工作组专家认为 1955 年石家庄夏季亢热久晴无雨，因自然气候偏热，所发之脑炎，属暑之偏于热者，病症的特点是高热有汗、大渴引饮、舌苔黄燥、脉浮滑洪大，根据这一临床特点，石家庄把治疗乙型脑炎的方策制定为清热、解暑、养阴三大治则是正确的，故用张仲景人参白虎之法而收效显著。1956 年北京自然气候雨湿偏多，由于气候环境的影响，所发之脑炎，偏于暑之湿者，症状特征是高热无汗，渴而不饮，舌苔白腻或黄腻，脉象沉浮弦数，腹泻。故用石家庄的经验不能奏效。工作组进一步指出，这不是"石家庄经验灵不灵"的问题，而是运用这些经验得当与否的问题，在借鉴其他地区的方案时必须掌握自然气候对人体的影响，做到因地、因时制宜，随症施治，灵活处方。工作组按照蒲辅周老中医的建议，对出现"偏湿"症象的患者，首先服用宣解湿热和芳香开窍的药物（如鲜藿香、郁金、佩兰、香薷、川连、鲜荷叶等）。8 月下旬改用此新的辨证思路方法后，治疗效果就很明显，不少危重患者转危为安。有的患者最初服用大量石膏、犀角（现禁用）、羚羊角等寒凉药物，高热不退，病势不减，但转用宣化利湿，芳香通窍药物后，危急的病势就及时好转了。北京市从实践中，对"暑热偏湿"有了进一步的认识，丰富了中医治疗乙型脑炎的方法。1957 年，蒲老又制定了辛凉透邪法、逐秽通里法、清热解毒法、开窍豁痰法、镇肝熄风法、通阳利湿法、生津益胃法、清燥养阴法等治疗 8 法，辨证全面而系统。

结合运气分析，1956 年的年干支为丙申，岁运为寒水太过，寒湿为其主要特点。《内经》云："流衍之纪（水运太过）是谓封藏，寒司化物，天气严凝，其气坚，其变冰雪霜雹，其象冬，其经足少阴太阳，其脏肾心，邪伤肾也。"《素问·五常政大论》又曰："岁水太过，寒气流行，邪害心火，民病身热，烦心，燥悸阴厥，上下中寒，谵妄，心痛。"根据相关气象资料显示，1956 年北京地区全年平均气温 10.5℃，为近 9 年中最低的一年，除 7~9 月高于平均值，其他月皆低于平均值，11 月最低气温达-2.7℃（0.7℃），12 月最低气温更达-10.3℃（-7.9℃），冻土深度 12 月为 60cm，达 9 年同月最高值。1955 年 12 月平均气温 0.9℃（-3.0℃），1956 年 1 月平均气温-3.8℃（-4.3℃），乃气运较早之象。全年降雨量为 9 年之高峰，1115.7mm（779.6mm），8 月份降雨量为同月平均值之 2 倍，9 月份亦复如此。湿度也高于历年同期平均值：7 月为 77%（61%），8 月为 83%（72%），9 月为 69%（61%），此实系寒湿流行之气候特征。故而 1956 年北京所发之脑炎，多出现"偏湿"症象，8 月正值暑期，故发病者多为暑病偏湿。

　　1957 年 7~9 月，上海市立传染病医院中医科在推广石家庄治疗乙型脑炎的经验时，本着决不生搬硬套，随症情变化而灵活运用的原则，采用中医药治疗乙型脑炎患者 28 例。根据临床症象分为轻型、重型、凶型三型。轻型治以辛凉解表法；重型治以清凉解热存阴为主，配以芳香开窍；凶型治以凉血解毒，清热养阴，平肝息风为主。结果 28 例中，痊愈 21 例，其中有后遗症者 5 例，均为凶型。死亡 7 例，也均为凶型。临床效果显著。按照该院 5 年（1952~1957 年）来的统计，上海地区每年发病的时期，约在 7 月中旬开始，平均占 9.7%；7 月下旬最高，平均占 42.5%；到 8 月上旬，逐渐下降，约占 27.19%；较北京的发病时期更早。1957 年的统计发病情况较以往推迟约 10 天左右。恰好 1957 年上海地区的气候情况，雨季和炎热的时期也推迟了一些，从发病数字与气候特征的相应关系上看，雨量的多少和气温的上升与发病率是成一定比例的。所以，中医学理论中对于天时气序变化的重视，在流行病学方面是很有意义的。

　　1959 年天津市传染病医院在治疗乙型脑炎工作中，既吸取了石家庄的经验，又结合蒲辅周老先生的"乙脑 8 法"，收治了 51 例乙型脑炎患者，除 3 例在 24 小时内死亡不计外，其余 48 例中共死亡 5 人，治愈率为 89.6%。先前各地总结乙型脑炎的经验中，有主张在高热阶段才能疏通大便。而 1959 年夏季天津雨水较少，气候干燥，51 例患者，症状多属偏热，而且伴有腑热现象的较多，根据这种情况，该院设立"白虎承气法"，使得很多重型的患者得以挽救。更有一部分患者，在高热惊厥的情况下，发生便泄，粪色黑褐如败酱，臭味刺鼻，对此类患者根据"热结旁流"、"通因通用"的原则使用了下法后，反使大便恢复正常。个别患者经过 1 次下法未愈，再下、三下后，始收功效，挽救了这些特例的重症患者的生命。由于 1959 年天津收治的患者，不但症象偏热，而且多数有腑滞，因此"参白虎法"很少使用。当"热结旁流"时，如果辨证不清，误用了"参白虎"，很可能会造成不良后果。

1963 年北京中医学校方和谦先生参加乙型脑炎治疗时，发现患者偏于表邪闭郁，以无汗喘促者为多。入院的危重患者，常先伤及肺气之化源（呈呼吸衰竭状态），不同于前数年的心神内闭外脱症（心力衰竭状态），所以在医疗处理上就采取了透表达邪，清热解毒的方法，收到预期的效果。

二、近现代中医治疗其他流行性疾病的经验启示

（一）辨治流感的经验教训

1956 年夏和 1957 年春，上海经历两次流感大流行。上海市立第七人民医院中医科叶景华通过对该院 459 例中药治疗流感的病案整理后发现，虽然大部分流感患者皆有发热、恶寒、头痛、骨节酸痛、鼻塞流涕、咳嗽、咽痛等症状，但 1956 年夏季流行的病例中，咳嗽、咽痛、骨节酸痛等症状较少见，而腹泻、苔腻等胃肠症状较多。1957 年春季的病例，则咳嗽、咽痛等症状较多见，而兼有腹泻的却很少。结合两次发病季节的运气特点来看，一次在夏季（1957 年），乃太阴湿土当令之时；一次是在春季（1956 年）为厥阳风木司权之候。由于季节气候的不同，加之各时令主运的不同，所以其发生的症状亦有不同，运用到临床上，其治疗的具体措施也应不同。因此，该院在这两次流感的处方用药亦有差异。针对不同运气特点，1956 年春季的处方分成 5 类：①荆防败毒散，②藿香正气散，③香薷饮，④止嗽散，⑤甘露消毒丹，侧重在芳香化湿解毒；1957 年春季的处方分成 3 类：①荆防败毒散，②银翘散，③止嗽散，侧重在清热解毒，疗效都很显著。再次印证了"因时、因地"

治则的重要性和可行性。

（二）辨治流行性出血热的启示

20世纪六七十年代，陕西等地流行"流行性出血热"，米伯让于1964、1965、1970年采用中医中药共治疗出血热患者82例，发热期采用辛凉解表，透热解毒，益气护阴治疗，方用银翘散加党参、杭白芍、升麻、葛根等。结果，治愈70例，死亡12例（其中6例入院时间不到24小时），取得了85%~92%的治愈率。

从国家"七五"攻关科研项目——流行性出血热中西医分治的研究成果，我们同样可以得出以上的结论。南京中医药大学周仲瑛教授采用中医药治疗流行性出血热812例，并与西医药治疗315例相对照，结果中医组病死率为1.1%。西医药对照组病死率为5.1%（$P<0.01$），中医组病死率明显低于西医药对照组。江西中医学院万友生教授研究组采用中医药以寒温统一辨证，治疗出血热273例，并与西医药治疗140例对照，结果中医组病死率3.7%，西医组病死率10.71%，两组病死率有非常显著差异（$P<0.01$），中医组疗效优于对照组。需要指出的是，按西医理论，病原相同（同一病毒性疾病），治疗方案应该是一致的，但中医治疗的方案却是不同的，南京周氏治疗以清气凉营为主，江西万氏则以治湿毒法为主。周氏、万氏在治疗流行性出血热时辨证论治的不同，体现了中医学三因制宜（当时江西偏湿，而南京则偏热）的特色。

（三）辨治登革热的启示

广州中医学院黄良文于1986年10~12月在对该院收治的30例登革热患者，分别辨以温热与湿热治疗（病属温热性质者19例，湿热性质者11例）。当时气候一直偏热而干燥，显然造成证候兼湿的原因在此已不是气候与病原的因素。他们随后做了总结，结果证实11例属湿温的患者的平素皆有不同程度的脾虚湿阻。可见疾病的发病不但受气候因素的影响，也受体质因素的作用。

通过以上案例，可以得到如下启示。

（1）中医药在治疗流行性疾病方面有相当特色，特别对西医尚无特效药治疗的疾病，具有一定优势，应给予提倡发扬。

（2）中医学数千年与疫病斗争的实践积累了丰富的经验和许多经典方药，应更好地发掘总结，避免被埋没。

（3）运用中医药治疗疫病，必须遵循因时、因地、因人制宜的原则，注意气候、地域、和体质差异，随机应变，切忌固执一药一方，刻板教条。

（4）中医学重视气候变化与疫病发生的关系，古人从长期观察中总结出来的运气学说具有很高的科学研究价值，值得加以重视。

第八章 中医药防治"非典"综述

一、"非典"的中医病名及病因病机

"非典"发生之初，中医辨治大多以温病中的春温、风温等立名，如广东省中医院通过对收治的 112 例"非典"患者的临床观察和初步总结，认为该病属于中医春温湿热疫病，病机以湿热蕴毒，阻遏中上二焦，并易耗气挟瘀，甚则内闭喘脱为特点。广州中医药大学邓铁涛教授认为可以定名为春温病伏湿之证。

国家中医药管理局 2003 年 4 月 11 日发布的《非典型肺炎中医药防治技术方案（试行）》中，认为非典型肺炎属于中医"温病"的范畴（修订方案改为"热病"）。病因为感受疫毒时邪，病位在肺。基本病机特点包括：热毒痰瘀，壅阻肺络，热盛邪实，湿邪内蕴，耗气伤阴，甚则出现气急喘脱的危象。

随着对"非典"认识的不断深入，至 5 月上旬，张大宁、周仲瑛、王琦等专家纷纷提出"非典"应明确属于"温（瘟）疫"范畴，这一意见很快得到普遍认同。但在温疫的总范畴下，对具体的病名，除一部分专家仍以"春温"、"风温"等为说外，许多专家纷纷提出新的命名意见。

（一）肺痹疫

张伯礼建议称其为"肺痹疫"。张伯礼认为"非典"应当属于疫病。疫邪袭肺而产生的症状与《内经·痹论》中的肺痹相近——"肺痹者，烦满喘而呕"，"淫气喘息，痹聚在肺"。病因方面，痹病是由各以其时，重感风寒湿之气，两气相感而发病；本病是由更具体的"非典"疫毒染致。为突出"非典"病变特点，建议称其为"肺痹疫"。

（二）肺毒疫

北京中日友好医院 SARS 中医临床研究课题组负责人仝小林在介绍课题

组意见时，认为"非典"病位在肺，病性为毒，传染性极强，死亡率高，属于中医瘟疫范畴。若从指导中医临床实际出发，应叫"肺毒疫"。如再用"春温"、"岭南温病"或"伏气温病"等命名，则不够贴切。

朱良春教授认为从非典的传染性强、发病快、变化多的特点来看，该病应属温疫而非一般温病，"风温"、"春温"均难以概之。并同意课题组的意见，认为"肺毒疫"之名比较明确，有利于防治。

（三）肺湿疫

刘德泉等认为应把"非典"命名为"肺湿疫"，其理由有三点。①"非典"是病邪侵犯于肺，病位在肺，基本病理改变在肺，临床又以肺的症状为主，故以肺字为头。②"湿"字说明"非典"的主要病机，根据中医辨证，湿热之证贯穿于"非典"的绝大部分病程中。从邓铁涛教授提出"春温伏湿之证"，彭胜权教授认为"中医诊断为风温夹湿"，均可说明这一点。另外，根据对北京胸科医院"非典"患者的临床观察，绝大多数患者有厚腻之苔，自感胸闷四肢沉重无力，是湿证的症状表现。结合西医病理来看，以肺泡、肺间质的水肿渗出为主要病理改变，属于中医湿证。③"疫"字含义有二，一方面说明"非典"病毒具有强烈的传染性，属于中医的疫戾之气；另一方面疫有瘟疫之意，性质属热，与湿字相合，是湿热之意，更能反映辨证施治要点。

在上述意见中，我们比较倾向于"肺痹疫"的命名。主要理由是《素问·本病论》描述 2003 年的运气致病特点有"伏热内烦，痹而生厥，甚则血溢"之论（参见第二章有关论述），恰与"非典"病机症状契合，用来阐释"非典"肺纤维化病变引起的呼吸窘迫综合征的病机甚为贴切。也正好和"肺痹"说互相参证。至于"肺毒疫"和"肺湿疫"的命名，虽都不错，但考虑到凡疫皆毒，"疫"字已可包含"毒"义，故"毒"字不必与疫字重出；湿邪虽为"非典"所多见，但引起"非典"的疫气性质较为复杂，热、风、寒都有，若以"湿"字一邪之偏而概诸邪之全，容易误导临床辨证走偏。

二、"非典"的辨证论治

（一）证象分析

北京地坛医院王融冰等摄取了 30 例住院 SARS 患者的舌象，结合一般临床资料进行记录分析，舌苔多白腻（或黄），舌质鲜红者少，而以暗、淡者多见，因而认为其毒邪的性质为温热夹湿，湿热交争，湿遏于外，热扰于内，热处湿中则热蒸而湿更加弥散，阻碍气机，肺气壅滞，病程缠绵，伤阴耗气。主张中医辨证论治的大方向当以湿热之邪为主攻，驱邪而不伤正，固护气津。

中日友好医院贾立群等观察了住院 SARS 患者 128 例的舌象变化，并分析了舌象与 SARS 各期证型、肺部损伤、激素并发症的相关性。研究发现 SARS 患者发热期多见苔白腻、舌质淡红；发热后患者多见舌质暗或有瘀斑，血瘀络阻为主要特征，并与肺损伤的范围有密切相关性。SARS 患者苔白腻、舌质伴有齿痕，提示应用肾上腺皮质激素易诱发糖尿病，同时激素会进一步造成脾虚痰湿的加重，形成恶性循环。从舌象特点分析，恢复期患者应以益气养阴、活血化瘀、健脾化湿为主要治则。

北京中日友好医院仝小林等随机选取了明确诊断为 SARS 的住院患者 128 例，采用医师详尽问诊、请病人填写问卷式调查表以及对患者出院后进行电话跟踪随访等方法，对 SARS（肺毒疫）临床中医证候演变规律进行初探。结果发现肺毒疫的初发症状呈多样化及非典型性表现，以发热、恶寒、乏力、食欲不振为主，兼有咳嗽、身困、腹泻等多系统症状。发热、恶寒、咳嗽、喘憋、心悸、汗出等临床主要症状随病程发展而呈动态变化，其中发热仅占全部首发症状的 62.25%，整体表现呈现症状的不典型性及多样性。舌质在发热期以红舌为主，在喘咳期以暗红舌为主，各期胖大齿痕舌出现概率均较高，恢复期可见较多颤舌。舌苔各期均以腻苔为主，但发热期和恢复期以白厚腻为主，喘咳期以黄厚腻为主。发热期脉象以滑数脉为主，喘咳期以数脉、细数脉为主，恢复期以细脉、细数脉为主。认为肺热疫毒客居气络，酿热蕴毒，浮越于表，而致发热；热毒炽盛，热、血、湿、毒相互胶结，气机壅塞而致喘咳；气络大伤，宗气外泄而致喘脱，形成肺毒疫证候演变的一般规律。

天津市传染病医院梁树人等观察总结了 2003 年 4 月 19 日~5 月 31 日收治的 41 例确诊 SARS 患者的临床特征，发现所有患者均有发热（100%），其中 39 例（95.12%）体温高于 38℃；11 例咳痰患者中有 1 例咳黄色黏痰，1 例痰中带血丝，余 9 例咳白色黏痰。肺部体征多不明显，仅有 3 例（7.31%）可闻及湿罗音。实验室检查：病程中白细胞最低者降至 1.92×10^9/L，血小板最低降至 68×10^9/L，淋巴细胞计数最低减至 0.19×10^9/L。大多数患者住院后淋巴细胞持续下降，随病程进展有不同程度恢复。ALT 最高达 354.2U/L，白蛋白最低为 28.3g/L，肌酸肌酶最高达 436U/L，乳酸脱氢酶最高达 896U/L，尿素氮最高达 15.3mmol/L。入院时血氧饱和度低于 95% 者 5 例（12.20%）。胸部 X 线表现：大部分患者发病初期胸部 X 线片未见异常，从发病至胸部 X 线片出现异常为 1~9 天，平均 5.02±2.34 天。仅 2 例（4.88%）患者在入院时即出现胸部 X 线片异常。病变早期为小片状或斑片状渗出性病灶或间质性改变，继而出现渗出实变为主的大片状密度增高影。随病情进展肺部病变可向另一侧肺或其他肺野发展，全病程中累及单侧肺者 4 例（9.78%），双侧肺者 37 例（90.24%）。病变进展快者 24 小时内可以从一侧肺少许斑片状影进展为双肺多肺野的大片状密度增高影。未见到胸腔积液、空洞和肺门淋巴结肿大等改变。

（二）证型治则研究

广东省中医院从 2003 年 1 月至 4 月共收治了确诊的 SARS 患者 112 例，其中 9 例因床位紧张转院，实际收治住院患者 103 例。对本病所有患者均采用中西医结合的治疗方案。其中的中医方案是在广州中医药大学邓铁涛教授，长春中医学院任继学教授，北京中日友好医院焦树德教授、晁恩祥教授、中国中医研究院路志正教授、陆广莘教授，上海同济大学医学院颜德馨教授，南京中医药大学周仲瑛教授等全国著名中医学家的具体指导下，该院专家组逐步摸索形成的。采取卫气营血辨证和三焦辨证进行分期和分型。他们按病情将本病分为早期、中期，极期（高峰期）、恢复期。早期针对湿热阻遏肺卫、表寒里热挟湿等不同证候，方选三仁汤、升降散、麻杏甘石汤加减；中期针对湿热蕴毒、邪伏膜原、邪阻少阳等不同证候，选用甘露消毒丹、达原饮、蒿芩清胆汤等方加减；极期主要针对邪盛正虚、热入营血以及内闭外脱证候，选用白虎汤、清营汤、犀角汤等方加减。西医方案主要采取营养支持、吸氧、呼吸机辅助通气、抗感染、免疫增强、激素抗炎及对症处理等措施。总计103例患者中，治愈96例（93.21%），死亡7例（6.79%）。住院治疗后的退热时间为6.72±3.95天。96例出院患者中肺部病灶完全消失的有94例，占91.26%。胸部X线片显示病灶吸收时间为18.13±8.99天，有2例患者胸片局部呈纤维索条状改变。病死的7例患者，平均年龄为51.57±13.36岁，多伴有基础病，后期均并发急性呼吸窘迫综合征，部分病例并发多脏器功能不全。国家中医药管理局在总结广东等地的中医治疗"非典"经验基础上，于2003年4月11日公布了专家协作组制订的《非典型肺炎中医药防治技术方案（试行）》。对易感人群和不同类型、不同病期患者的防治提供了指导性意见。对非典型肺炎病例或疑似病例按照中医辨证论治的原则，因地制宜，分期分证，进行个体化治疗。同时还要根据病情变化，适时调整治法治则，随证加减。治疗方案是在原卫生部疾病控制司制定的"非典型肺炎病例或疑似病例的推荐治疗方案和出院诊断参考标准（试行）"等防治技术方案的基础上制定的。具体证型分为早期、中期、极期（高峰期）、恢复期四期。

早期：早期患者以热毒袭肺、湿遏热阻为病机特征。临床上分为热毒袭肺、湿热阻遏、表寒里热夹湿三种证候类型。属热毒袭肺证者，宜清热宣肺，疏表通络，可选用银翘散合麻杏石甘汤加减；属湿热阻遏证者，宜宣化湿热，透邪外达，可选用三仁汤合升降散加减，如湿重热轻，亦可选用藿朴夏苓汤；属表寒里热夹湿证者，宜解表清里，宣肺化湿，可选用麻杏石甘汤合升降散加减。

中期：中期患者以疫毒侵肺，表里热炽，湿热蕴毒，邪阻少阳，疫毒炽盛，充斥表里为病机特征。临床上分为疫毒侵肺、表里热炽，湿热蕴毒，湿热郁阻少阳，热毒炽盛四种证候类型。属疫毒侵肺、表里热炽证者，宜清热解毒、泻肺降逆，可选用清肺解毒汤；属湿热蕴毒证者，宜化湿辟秽、清热解毒，可选用甘露消毒丹加减；属湿热郁阻少阳证者，宜清泄少阳、分清湿热，可选用蒿芩清胆汤加减；属热毒炽盛证者，宜清热凉血、泻火解毒，可选用清瘟败毒饮加减。

极期：极期患者以热毒壅盛，邪盛正虚，气阴两伤，内闭外脱为病机特征。临床上分为痰湿瘀毒、壅阻肺络，湿热壅肺、气阴两伤，邪盛正虚、内闭喘脱三种证候类型。属痰湿瘀毒、壅阻肺络证者，宜益气解毒、化痰利湿、凉血通络，可选用活血泻肺汤；属湿热壅肺、气阴两伤证者，宜清热利湿、补气养阴，可选用益肺化浊汤；属邪盛正虚、内闭喘脱证者，宜益气固脱、通闭开窍，可选用参附汤加减。

恢复期：恢复期患者以气阴两伤，肺脾两虚，湿热瘀毒未尽为病机特征。临床上分为气阴两伤、余邪未尽，肺脾两虚两种证候类型。属气阴两伤、余邪未尽证者，宜益气养阴、化湿通络，可选用李氏清暑益气汤加减；属肺脾两虚证者，宜益气健脾，可选用参苓白术散合葛根芩连汤加减。

广州中医药大学一附院急诊科自 2003 年 2 月~4 月 17 日，共收治"非典"患者 37 例。症见肌肤灼热，恶风寒，头痛，咽痛，周身酸痛，乏力，咳嗽，无痰或黄稠痰，小便短赤或大便秘结，舌质淡红或红，苔薄黄或黄厚，脉浮滑或浮数，辨证为风温肺热，邪在肺卫或卫气同病，治疗采用尽早使用抗生素及时控制感染病情，静脉滴注清开灵注射液与鱼腥草注射液以清热解毒；对症处理高热不退；对重症患者在注重抗感染治疗的前提下，早期适当使用皮质激素；同时参照温疫，风温肺热等进行中医辨证论治。治疗以轻清宣化为主，不可大剂寒凉。拟定基础方：僵蚕 10g、蝉蜕 6g、桔梗 10g、甘草 6g、玄参 15g、马勃 6g、重楼 20g、岗梅根 20g、柴胡 10g、厚朴 10g。热毒盛者加黄芩 15g、蒲公英 20g；湿盛者加苍术 10g、陈皮 5g；咳嗽者加枇杷叶 15g。每日 1 剂，水煎服。故常规加用小柴胡片口服，以疏利少阳枢机，有利邪之出路。结果全部病例病情得到有效控制，较短时间内完全退热，平均退热时间 2.97 天，并且胸片炎症阴影较快吸收（平均 6.20 天）。全部治愈或明显好转，没有 1 例病情恶化，出现 ARDS。平均住院天数 8.86 天（不计自动出院者）。

上海市中医药学会防治非典型肺炎专家组建议参考中医"风温"、"疫毒时邪"的理论和辨证论治方案，根据患者的病情进行个体化治疗。风热（疫）毒袭肺证，治宜发散风热，清肺解毒，方用银翘散加大青叶、板蓝根、青蒿、野荞麦根、葶苈子；热盛，高热不退，可选用鱼腥草。清开灵等中药制剂静脉滴注。热（疫）毒壅肺证，治宜清热化痰，泻肺通下，方用桑白皮散合《千金》苇茎汤或合宣白承气汤；热盛伤络，症见干咳，咯血丝痰、可加用茅根、玄参、丹皮、赤芍、黛蛤散等。湿热蕴毒证，治宜化浊利湿，清热解毒，方用甘露消毒丹加减；若身热退，口不渴，脉不数，苔白腻，此为湿重于热，应改用三仁汤或藿朴夏苓汤；腹泻加用葛根芩连汤。湿热郁阻少阳证，治宜清泄少阳，辟秽化浊，方用蒿芩清胆汤或达原饮加减。热毒炽盛，气血两燔证，治宜清热解毒，凉血泻火，方用清瘟败毒饮加减。内闭喘脱证，治宜清心开窍，固脱救逆，方用参附汤，生脉散，桂枝甘草龙骨牡蛎汤，独参汤，或选用安宫牛黄丸、至宝丹、紫雪丹、神犀丹。病后邪去正伤，仍需扶正调摄。气阴两伤，余邪未清，治宜滋养肺胃，清泄余邪，方用沙参麦冬汤合竹叶石膏汤加减。肺脾两虚证，治宜益气健脾，化湿和中，方用参苓白术散加减。不论在治疗期间或恢复期调摄阶段，遇干咳气促，肺部病灶明显或肺部病灶吸收缓慢，应加用活血化瘀药，如血府逐瘀汤或加用蒲黄、丹参、赤芍等。

据上海市卫生局中医处处长季伟苹披露，上海出现的 8 例 SARS 确诊患者中，有 6 例在治疗过程中采用了中医辅助疗法。上海防治非典中医专家组根据患者体内呈湿热较重，排毒不畅的特点，制定了通腑泄热的治疗原则。其中第 8 例患者确诊入院时，发烧已达 39 度以上，专家组决定立即采用中医辅助疗法，病患翌日就基本退热，而胸闷状况也得到相应缓解。此后，整个治疗过程中，未使用激素，除了必要的抗生素外，基本以服用中药为主，前期是化湿清热，后期就变成了活血化瘀，补气养阴，以药之万变应病之万变。最后康复出院。

北京中医药大学东方医院，依据 SARS 的临床特征和自然进程不同阶段，以清热解毒、祛湿化浊、益气固阴为治疗大法，创立了"非典 1、2、3 号系列"方药。提出三期分证，高热期：发病 1~7 天，症状表现以高热、舌苔黄腻为主，应以清热解毒，祛湿化浊为法，用非典 1 号方；渗出期：发病 8~14 天，病变快速进展，喘憋重，可有发热或已控制，但肺部阴影增大，以清化湿热，宣肺降逆为法，用非典 2 号方；吸收期：发病 15 天以上，可有自觉发热，时有喘憋，活动后明显加重，舌质红或红绛，肺部阴影缓慢吸收，以益气养阴，化痰活血，利湿降浊为法，用非典3号方。以北京市长辛店"非典"定点医院临床确诊的住院病人为研究对象，结果显示中药可以缩短"非典"患者平均发热时间，减缓发热所致的全身中毒症状，具有促进肺部炎症吸收的作用，激素减量有比对照组快的趋势。说明中药治疗 SARS 有较为肯定的疗效，而且无明显副作用。

北京佑安医院将2003年3月11日~4月30日在该院感染科住院病人，分为中西医结合治疗组65例和西药治疗组37例。中西医结合治疗组把 SARS 分为初起热毒、极期湿毒、恢复期虚损为主的三个阶段，认为热、毒、湿、虚既是三阶段中的独立致病因素，又在整个病程中交错互联。早期热毒袭肺型主症为发热，伴有恶寒、干咳、头痛、舌红苔黄白或厚等，治予清热宣肺法；经5~7天后证型发展为极期湿毒壅肺型，主症为喘促、气短，伴有胸闷、咳嗽，治予清肺利湿法；随着肺部渗出吸收，疾病进入恢复期，患者表现有气阴两伤之干咳、气短、乏力、舌红或暗，苔少黄等，治予益气养阴法。普通型患者早期、中期应用醒脑注射液和参麦注射液，恢复期应用生脉注射液，极期选用参附注射液治疗。重型患者予麻杏石甘汤加减治疗，疗程2~3周。结果初步分析显示，应用中药能显著改善 SARS 患者症状，改善预后，降低病死率，同时能帮助患者恢复免疫功能。并提出中医对 SARS 宜早期、全病程进行辨证论治疗。

中国中医研究院广安门医院驻北京胸科医院医疗队汪卫东等自2003年4月28日至6月2日采用中西医结合治疗 SARS 患者42例。中医治疗根据临床实际，拟定辨证施治方案：①症状以低热为主，伴口干，或渴或不渴，神疲乏力，自汗，舌红少苔，脉细数。治宜益气养阴，清解余热。方用生脉饮合竹叶石膏汤加减。②症状以消化道症状为主，如食欲不振、纳差、腹胀或腹痛、恶心、呕吐，舌质淡红，舌苔薄白或黄白相兼或根部黄厚腻，脉弦细。这也是抗病毒药、抗生素使用后常见的不良反应。治宜舒肝理气，健脾和胃。方用四逆散合平胃散加减。③症状以大便稀，每日3~5次，四肢乏力，舌苔白而腻见中根部黄为主。这可见于长期较大剂量使用抗生素后所致的菌群失调。治宜健脾和胃，理气化湿。方用参苓白术散合葛根芩连汤。④症状以胸闷痛、干咳、气短或喘憋，舌质偏暗为主。这可见于肺损伤后，肺病灶吸收缓慢，肺功能受损，低氧血症，以及较大剂量长期使用利巴韦林的副作用。治宜宽胸顺气，活血化瘀，宣肺平喘。以胸痛为主者方选血府逐瘀汤加味；以气短、喘憋为主者方用小青龙汤合参蛤散；可酌服六味地黄丸以调补肺、脾、肾。⑤症状以心悸、失眠、恐惧、烦躁、舌尖红为主。这些症状在早中期常见，主要原因是人们对该病认识不足，出现心理应激反应和部分患者由于肺组织实变，造成全身缺氧，增加了心脏负荷，甚至出现心功能不全。治宜舒肝解郁，宁心安神，宣肺化痰。方用加味逍遥散合麻杏石甘汤加减，酌情送服安宫牛黄丸。同时开展中医心理治疗，多关心鼓励，帮助患者树立信心，缓解他们紧张与恐惧的心理情绪。⑥症状以肝区隐隐胀痛，嗳气反酸，易怒，舌边红为主。或见肝功能异常，ALT、AST升高。治宜柔肝缓急。方用一贯煎加味，以生血营肝，缓急止痛。同时配服乌鸡白凤丸每次2丸，每日2~3次，该成药对降低ALT、AST有特异性。42例患者中病重10例，病危5例。结果发热消退时间平均3.52±0.85天，胸片肺部损伤病灶完全吸收平均时间26.82±5.98天，患者平均住院33.6±4.37天。按照《卫生部有关传染性非典型肺炎病例出院标准》，5月30日前42例患者先后痊愈出院，无1例因SARS死亡。

首都医科大学宣武医院李宗信等采用中西医结合治疗SARS患者106例，将SARS的病程分为四期。①初期——发热期。此期为病毒复制期。初期的患者多在发病后1~7天左右。这时患者出现发热、干咳或呛咳、头痛、周身酸痛、乏力、口渴、胸闷脘痞、烦躁、舌红苔黄、脉浮数或滑数等症状。此时病位在卫分，治疗时应当清热解毒，疏风宣肺。采用自拟1号方（退热方），主要组成有金银花、炙麻黄、杏仁、生石膏、知母、柴胡、茵陈、羚羊角粉等。若有高热持续不退者，则应冲服紫雪散1.5~3g，或送服安宫牛黄丸，亦可选用清开灵注射液治疗。②中期——炎症期。疾病如在表未解，在发病7~14天后，病程即进入中期——炎症期。此期为介质损伤期，此时部分患者常会出现咳嗽气促、胸闷喘憋、口干不欲饮、口唇紫绀，伴有或不伴有发热、舌黯苔腻、脉濡滑数等症状。但也有相当一部分患者的临床症状并不明显。胸部X片常出现圆片状阴影，并快速增多、融合。此期病邪已渐入气分，如治疗得当，则疾病进入恢复期。据临床观察，75%以上的患者在发病两周后，可以平稳进入恢复期。只有少数患者病情恶化，进入极期。中期的治疗应以清热化湿、泻肺平喘、益气和血为法。采用自拟2号方（泻肺和血方），主要药物有葶苈子、炙杷叶、紫菀、浙贝、黄芩、枳壳、太子参、丹参、赤芍、生薏米、三七粉（冲服）等。咯黄痰者，可以选用鱼腥草注射液；伴有高热者，可以加羚羊角粉0.6g或送服安宫牛黄丸。值得注意的是，此时的患者虽已出现正虚邪实的病机，但不宜急于补益，以免有闭门留寇之弊。③极期——加重期。疾病在中期若未得到控制则会进一步发展，深入下焦营血，进入极期。本期是SARS的危重期，部分患者因救治不及而死亡。本期多发生在患病两周左右，患者常会再次突然出现高热、气促、咳嗽、胸憋、烦躁、恐惧、气短、纳差、舌紫暗、脉数。辅助检查会出现氧饱和度下降，小于93%；血小板减少；胸部X片见阴影面积迅速扩大等。本期患者常有出血倾向，有可能会出现肺内DIC，进一步发展为多脏器衰竭。治疗时应以凉血散血、清肺解毒为法，采用自拟4号方（清肺凉血方），主要药物有水牛角、生地、丹皮、赤芍、红景天、栀子、仙鹤草、浙贝、三七粉（冲服）等。如体温较高者，可以冲服紫雪1.5~3g。如出血倾向明显，则加用云南白药胶囊。④恢复期。如果在中期或极期得到合理治疗，则可进入恢复期。此时正虚邪衰，患者出现胸闷气短、汗出、心悸、口干渴、神疲体倦、时有咳嗽、纳呆、腹胀或便溏、舌淡黯苔白或腻、脉细滑。这时应当注意调理，中医治疗应以益气养阴、清热润肺、健脾和胃为法。采用自拟3号方（恢复方），药物组成主要有太子参、沙参、麦冬、浙贝、生黄芪、丹参、百合、炙杷叶、青蒿等。

天津市传染病医院梁树人等于2003年4月19日~5月31日采用中西医结合治疗SARS患者41例，在早期和中期以白虎加苍术汤加味（清热解毒复方合剂）及三仁汤加味（宣肺祛湿复方合剂）进行治疗，并根据患者发热或咳喘憋气情况进行调整。恢复期患者以低热、乏力、多汗、盗汗、心悸、气短、心烦、手心发热、口干渴、舌红少苔、脉细为主症，为热病后气阴两伤，故治以清热益气、养阴生津，方以清暑益气汤加味（益气养阴合剂）进行治疗。结果服用中药患者，胸闷、憋气、舌苔等症状平均3天即有改善；平均退热时间6.8天；胸部炎症吸收时间明显缩短；恢复期患者心悸、盗汗、舌红少苔、睡眠等症状明显好转，同时无1例出现激素减量后的反跳现象。总体病情得到有效控制。41 例患者中，39 例（95.24%）痊愈出院。

主持国家"863"计划项目"SARS 的中医证候演变规律以及分期分证辨治的临床研究"的中日友好医院仝小林教授在总结单纯以中医、中药治疗的16 例 SARS 患者的临床经验时认为：第一，除热务尽毒炎并治。发热是 SARS 的早期突出症状，随着 SARS 病毒复制高峰载量第 10 天达到峰值，患者热毒症状逐步加重。具体做法是将发热期分为三个阶段，即发热初期、壮热期、热毒期。分别用芦根汤、麻杏石甘汤、清瘟败毒饮加减，热退至正常仍宜每日 1 剂，巩固 3 天。清热解毒抗炎作用强的三黄汤初期即可配合应用，壮热期、热毒期宜配凉血解毒之品。

第二，活血化瘀贯彻始终。热毒入血，则为血毒。热毒瘀互结，重点损肺，可累及心、肝、肾。因此，早期介入、全程使用活血化瘀药物可以大大减轻络脉的损伤。在发热期应加用凉血、活血之品，如赤芍、生地、丹皮、白茅根等。喘咳期、喘脱期加用凉血、活血通络之品，如地龙、水蛭、红花、赤芍等。同时，若实验室检查见血小板减少，或因应用激素有出血倾向者，则加用三七粉、生蒲黄、血竭粉等活血止血。同时，考虑静脉注射丹参注射液、川芎嗪注射液或西药凯时注射液，以改善循环，减轻络脉损害。

第三，预防截断发于机先。SARS 的自然发展过程为热、喘、脱，所以要预知其发展进程，提前阻断。截断病程的总原则是在卫即可清气，到气即可凉营，喘咳下不厌早，喘憋即需固脱。治疗中从临床及实验室两个方面监测肺、心、肝、肾的动态变化，以便及时提出预报。对心肌酶升高，心悸、气短、乏力者，静脉点滴参麦注射液、黄芪注射液、凯时注射液、维生素 C 等，口服补心气口服液等；对肝酶升高者静脉点滴苦黄注射液或茵栀黄注射液，口服复方益肝灵等；对肾功能改变、尿微量白蛋白增加者，静脉点滴黄芪注射液、丹参注射液，口服百令胶囊等，以早期用药截断病程。

另外，激素的早期大量过久应用，可导致病情复杂，病期拖延，出现继发感染、继发出血、精神症状以及水钠潴留等一系列副作用，中医的证型也发生转变。在使用激素的同时，激素引起的阴虚火旺、水湿潴留上升为主要矛盾，应用滋阴降火、活血通络利水的方法，采用知柏地黄丸、抵挡丸、当归芍药散加减配合撤减激素治疗方能产生良好效果。

病程可分为发热期、喘咳期、喘脱期、恢复期。发热期又可分为三个阶段，即初期（第1~2天），壮热期（第3~5天），热毒期；喘咳期分为两种情况，已用激素和未用激素；喘脱期分为两个阶段，宗气外脱和元气外脱。从病因来看，嗜肺疫毒由口鼻或其他黏膜部位侵入，毒聚在肺，因毒而热，因热而喘，因喘而脱是病机发展的几个阶段。临床特征为热、咳、痰、喘、脱。热的特征是热毒深重；咳的特点是越咳越喘，咳后常使喘憋加重；痰的特点是早期痰少而白，甚或无痰，部分有黄痰，合并或继发细菌感染时痰量明显增多；喘的特点是气短气憋，吸氧后缓解；脱的特点是早期为宗气外脱，呼吸浅促，心率增快，汗多神疲，后期为元气外脱，呼吸急促，脉疾而数，大汗淋漓，神志萎靡甚至昏迷等。

王琦等针对"非典"热、毒、虚、瘀基本病机，提出中医介入治疗方案：①早期三症——发热、干咳、身痛的治疗。应用中药清热透邪，清肃肺热，解肌定痛。如用中药早期得到控制，可直接进入恢复期，但不宜用大剂量苦寒之剂，以免凉遏热邪不得出。患者常伴腹泻，亦不宜用一派苦寒。宜表里双解，清透并用。方选葛根黄芩黄连汤合栀子豉汤、升降散加味。②高热，病机多疫毒炽盛，充斥内外，侵扰心神。治以清热泄毒，透热达邪，宁心安神。方选紫雪丹。③气促，病机多为邪热壅肺，肺失清降。治以清热平喘，改善呼吸功能。方用桃红麻杏石甘汤合桔梗汤加味。④呼吸困难，病机为邪盛正虚，肺络壅阻，内闭喘脱。治以急固元气，防呼吸衰竭。益气生津，活血通脉。方用生脉饮。⑤肺纤维化，病机为瘟毒内蕴，气血凝结，肺络痹阻。治以解毒活血，通络散结。方用解毒活血方合通经逐瘀汤（《医林改错》），可同时配合川芎嗪及当归注射液联合用药，可增强疗效。⑥休克或MODS，二者均属中医厥脱之证，中药治疗有醒脑、强心、升压效果。休克早期多为闭证发展为脱证，以开窍法或回阳固脱法参与施治。⑦恢复期病机多气营两虚，营血亏损。治以气阴两补，肺肾同调；扶正为主，兼顾余邪。方选百合固金汤、清燥养荣汤加味。

任继学提出应立足地域发病特点，对国家中医药管理局制定方案予以适当调整。对非典型性病例或疑似病例按照中医辨证论治的原则，三因制宜，分期分证，进行个体化治疗。他认为虽有广州治疗之鉴，但地域有异，气候不同，且毒邪猛烈，变化迅速，用药不当，有邪不除，淹缠日久，必致虚赢，故治疗宜早不宜晚，防变生他证。在治法上，当以宣肺通络，清热透毒为主。早期病情轻者方用清肺透毒汤（白僵蚕 15g，蝉蜕 15g，大青叶 15g，连翘 15g，荆芥穗 15g，川羌活 5g，枳壳 12g，生石膏 50g，金荞麦 30g，金莲花 30g）。病情重、变化快者，方用宣肺祛毒汤［中华蟾皮（干）3g，桔梗 10g，虎杖 15g，金荞麦 25g，醋浸麻黄 6g，地龙 15g，大青叶 15g，连翘 15g，枳壳 12g，金银花 30g，生石膏 50g，生姜 3 片，羌活 2g］上 2 方均为每日 2 剂，每 3~4 小时服 1 次，为促进病变迅速好转，配合梅花点舌丹、六神丸，截断病情发展。梅花点舌丹早晚各服 1 次，每次 2 粒，中间加服 1 次六神丸，同时静脉滴注清开灵注射液。同时还要根据病情变化，适时调整治法治则，随证加减。

张伯礼认为疫毒是"非典"发病的首要因素，"非典"证候辨识、病机转归、辨证论治、处方用药都应牢牢抓住一个"毒"字。"非典"病因当是疫毒病邪，病机为外毒引发内毒，因毒致瘀，因瘀生湿，瘀浊交结，壅塞成痹，湿、热、毒、瘀，诸邪交织在一起，兼挟而见，杂而为患。邪恋气分，搏在中焦，病势绵延。极少数患者疫毒炽盛，气闭阳脱。"非典"症候归纳起来，热、湿、毒、瘀、虚证类的症状多见。而一般瘟疫的疹、癍、痦等症状，在"非典"中比较少见。"非典"患者病情轻重程度差异很大，临床病症表现也不完全相同，卫气营血传变也不尽循规而行，强调辩证论治至关重要。不可拘泥于一方一法。治疗无论何期，都应注重解毒方药的使用，辛凉轻剂或苦寒重剂，须随证而用。还要早期使用活血化瘀药物，包括静脉滴注复方丹参液等，对减轻渗出，控制肺纤维化进展有积极作用。

刘弼臣认为"疫病"的治疗，必先根据社会背景、时序变化，结合临床表现，判别是否属于"寒疫"和"热疫"。"寒疫"是由时令不正，气候应寒而反热，应热而反寒，在自然界中产生一种非时之气——戾气或疫气。感之则先憎寒而后发热无汗，日晡益甚，苔白脉浮，治当解表疏利为先，继则根据病情演变随证施治。"热疫"由于时序变化，可以引发"湿热之疫"和"淫热之疫"两种疫情，证治有别。"湿热之疫"是属于湿热兼夹秽浊之疫，感染途径是受自口鼻，邪伏半表半里。发病时初起憎寒壮热，嗣后则但热而不憎寒，头痛体怠，脉象不浮不沉而数，轻者舌苔薄白，重者苔如积粉，满布无隙，治当燥湿清热，芳香辟秽，用药则侧重于苦化；"淫热之疫"是外来淫热，火毒为患，发病时先恶寒而后恶热，头痛如劈，腰如被杖，腹痛如搅肠，呕泻兼作，迨至两日，则恶候蜂起。治当清热解毒，以水胜火。必须重用石膏，以寒胜热，非此则不足以清解淫热亢极之疫。

顾植山认为在"非典"的防治中应重视《内经》的运气学说。根据2003年"太阴湿土司天，火运不及"的运气特点，结合气候情况，提出在祛邪方面应注意祛湿。在《内经》主张"太阴之胜"。治以咸热，佐以辛甘，以苦泻之的治疗总的纲领的指导下。对"非典的早期防治宜偏于辛温疏解，不宜过用寒凉。因湿邪易伤脾胃。重剂攻下的办法一般也不宜用于本次"非典"的治疗（有关"运气学说对中医药辨治SARS的启示"内容参见附录8）。

梁华龙认为"非典"的部分症状与吴谦所述寒疫症状（指春天应该温暖反而寒冷，是岁运不及，民病寒邪，出现发热、憎寒、身痛等症，病者证情略似，叫作寒疫。）相似。但其又据清代雷少逸《时病论》"温疫乃天地之厉气，寒疫乃反常之变气。"之说否定"寒疫"之名。天津中医学院第一附属医院黄文政认为天津2003年气候特点寒热错杂、燥湿相间，主导是寒湿当令。治疗重点在中焦。温病的变化很快，关键是第一天，中焦为枢纽，贵在早期治疗，应采用强有力方药截断，开始即用柴葛解肌汤+达原饮+抗戾散，舌红者加用生石膏、羌活。达原饮虽然温燥，但可截断高热，退热快则12小时，慢则2天。退热后口干、咽痛再辨证施治，或养阴清热，或辛凉清解。因此，"非典"辨证宜粗不宜细，宜简不宜繁，先截断高烧再输液。抗戾散退热效果较差，故要加柴葛解肌。湿重则不用生石膏，而改加豆豉。

中日友好医院及对口支援协作单位酒仙桥医院自2003年4月19日至2003年6月11日共收治SARS患者367例，其中诊断肺纤维化61例，占所有SARS患者的16.62%。将确诊的61例患者随机分为中西医结合组（32例，含死亡1例）与西医组（29例，含死亡4例）。两组均给予常规的抗病毒、抗感染、糖皮质激素、氧疗等措施，中西医结合组在此基础上加用滋阴降火、活血通络、解毒化湿中药"SARS4号方"每日2次，每次1袋。结果表明，中西医结合的治疗方法，在减轻激素的副作用方面起到良好的效果。在改善临床症状，缩短住院天数，减少激素用量等方面具有明显的优势。初步结论，积极采用中西医结合方法可以有效防治 SARS 所致的肺纤维化，并有助于实现逆转。患者血白细胞及嗜中性粒细胞、淋巴细胞的百分数的趋势可能是鉴别是否发生纤维化，以及纤维化预后的参考指标。

三、"非典"的方药研究

科技部 2003 年 5 月 22 日发布了中药防治"非典"研究取得阶段性成果，初步筛选出的可在"非典"治疗中发挥一定作用的 8 种中成药。

1. 清开灵注射液（组成：胆酸、珍珠母、猪去氧胆酸、栀子、水牛角、黄芩苷、金银花等），处方来源于《温病条辨》安宫牛黄丸加减。

2. 鱼腥草注射液（组成：鱼腥草）。

3. 板蓝根冲剂（颗粒）（组成：板蓝根）

4. 新雪颗粒（组成：磁石、石膏、滑石、寒水石、硝石、芒硝、栀子、竹叶卷心、升麻、穿心莲、珍珠层粉、沉香、牛黄、冰片），本方是由古方中药三宝之一"紫雪"去玄参、木香、丁香、水牛角浓缩粉、羚羊角、麝香、朱砂，加栀子、竹叶卷心、穿心莲、珍珠层粉、牛黄、冰片研制而成。突出清热、解毒、泻火之功效。

5. 金莲清热颗粒（组成：金莲花、大青叶、生石膏、知母、玄参），本方为研制方，是以白虎汤的主药加清热解毒、生津利咽之品而组成。

6. 灯盏细辛注射液（组成：灯盏细辛）。

7. 复方苦参注射液（组成：苦参、狼毒、当归、土茯苓等）。

8. 香丹注射液（复方丹参注射液）（组成：丹参、降香），本品与复方丹参注射液同方异名。

据报道，这项"十五"863 计划重大专项阶段成果是在完成了 118 批体内外试验，用了近 3000 只小鼠、1500 只大鼠、700 只家兔，做了 5000 个脏器标本的病理切片和近 6000 余次生化指标的测试后，经过数据统计分析，才初步筛选出这 8 个对非典型肺炎不同病理环节和改善其临床症状可能有效的中成药，实验结果表明这 8 种中成药的作用分别是清开灵注射液、鱼腥草注射液、板蓝根冲剂，针对肺部急性炎症，对肺指数、炎性因子（NO）、炎性渗出有明显改善作用。新雪颗粒、金莲清热颗粒，针对高热症状，退热作用时间长、起效快、降温幅度大于35%。清开灵注射液、灯盏细辛注射液，针对急性呼吸窘迫综合征。清开灵注射液、复方苦参注射液、香丹注射液，针对多脏器损伤，对内毒素引起的多脏器损伤有明显保护作用。

从上述8个中成药的功能来看，基本上可以归纳为清热解毒（包括祛湿）和活血化瘀两大类。重用清热解毒，主要是针对高热所引起的机体中毒症状，和清解祛除内毒素所造成的多脏器损伤，重点是对肺部的急性炎症，对肺指数、炎性因子（NO）的改善；清热祛湿剂除上述作用外，尚能改善炎性渗出，对于机体、机能以及脏器损伤的修复都是极其有利的，当然也包括抑制SARS病毒的作用；重用活血化瘀主要是针对热毒深重，入于血分，热毒瘀结，促使脉络通畅，使毒热易于驱散，不但保护脏器免于受损，又可预防瘀血毒热伤于血络，造成严重的弥漫性血管内出血（DIC）和多脏器功能衰竭。

广州中医药大学吴弥漫认为，片仔癀、六神丸、紫金锭、西黄丸、安宫牛黄丸、紫雪丹、至宝丹是否具有抗"非典"的作用，值得研究。

（1）片仔癀、新癀片：片仔癀据传为明末京都太医秘方，由麝香、牛黄、蛇胆、三七等药组成。具有良好的清热解毒、消炎止痛功效，抗病毒作用。新癀片，组方及主治功效与片仔癀相似，虽效力较逊但价格便宜，临床可以替代片仔癀，治疗带状疱疹、流行性腮腺炎、上呼吸道病毒感染引起的急性咽炎，效果亦佳，颇值推荐。

（2）六神丸：主要由牛黄、冰片、珍珠、蟾酥、麝香、雄黄等六味药物组成，有良好的清热解毒、消炎止痛作用，临床上除用以治疗喉科诸病外，尚用于外科痈疡疔疮、无名肿毒的治疗，亦有报道用以治疗流行性腮腺炎而获良好效果，并有实验研究证明其具有抑制大白鼠肉芽肿形成等抗炎消肿作用。临床用其治疗上呼吸道病毒感染引起的喉源性咳嗽，效果颇佳，说明其具有良好的抗病毒和抗炎症作用，能否对同样作为病毒家族之一的SARS病毒具有抑制作用，颇值得研究。

（3）紫金锭：原名太乙紫金丹，又名太乙玉枢丹，原出《百选一方》，由山慈姑、五倍子、千金子仁（去油）、红芽大戟、麝香五药组成。对于"非典"患者出现秽毒盛而痰浊蕴肺或蒙阻心窍者，紫金锭可考虑使用。

（4）西黄丸（犀黄丸）：方出《外科证治全生集》，由牛黄、麝香、乳香、没药等药组成。有清热解毒、化痰散结、活血消肿功效，常用于治疗乳岩瘰疬、痰核流注、疔疮走黄等外科疑难危重病症，亦有人用以治疗癌症。服药后高热、咽痛、全身关节肌肉疼痛等症状迅速缓解，疗效优于激素，说明其有调节免疫功能，抑制机体炎症反应的良好效果。

（5）安宫牛黄丸、紫雪丹、至宝丹：安宫牛黄丸擅于清心泻火、开窍醒脑，紫雪丹擅于清热解毒、镇痉熄风，特别是至宝丹尤擅化浊辟秽开窍、清热解毒，对于"非典"患者出现痰浊壅肺、蒙蔽心窍者，可望发挥良效。

"非典"出现后，全国各地中医药界积极献策献方，国家中医药管理局指定科技教育司专门负责此项受理工作，并及时制订了相关管理办法，于2003年5月8日发布了《国家中医药管理局受理群众为中医药防治非典型肺炎献方献策管理办法（试行）》。截至2003年6月24日，国家中医药管理局共收到人民群众为中医药防治非典献方献策来函约2000件。国家中医药管理局表示，中医药防治非典型性肺炎科学研究工作将在做好临床研究总结的基础上，注意资料的整理和收集，继续落实科学规范的防治措施，探索中医药、中西医结合防治非典的有效方案，加速开展有效中药的研制开发，针对可能存在的疫情复发打一场有准备的仗。

四、"非典"的针灸治疗

上海市卫生局组织中医药专家就针灸防治"非典"方案进行研究，拟定了预防和治疗"非典"的针灸方案。专家建议方案：预防保健，取穴大椎、风门（双）、肺俞、足三里（双）为主，采用拔罐、穴位敷贴、艾灸、指压等法。对症治疗：发热，取穴大椎、曲池、少商放血；咳嗽、气急，取穴定喘（双）、鱼际（双）、内关（双）；白细胞降低，取穴膈俞（双）、足三里（双）。恢复调理，取穴大椎、风门（双）、肺俞（双）、膏肓俞（双）、膈俞（双）、足三里（双）、太溪（双）、关元。（以上穴位可交替使用）。以针刺、拔罐、艾灸、推拿方法为主。

谢晋生、谢锡亮认为在非典型肺炎发病的各阶段中均可配合使用针法和灸法。早期：可在大椎、风门、肺俞等穴用刺络拔罐法，或在后背督脉、膀胱经走罐以疏通经络，振奋阳气，还可针合谷、曲池等穴解表退热。中期：可点刺少商、尺泽放血，以清解肺热；针刺大椎、陶道、肺俞、膻中、曲池、足三里等穴。针刺大椎、陶道可以退热止头痛，以上肢有放电感为度，少提插；针肺俞、膻中，可以理肺气，止咳喘；针曲池、足三里，可以调理脾胃，治周身酸痛。极期：出现闭症时可采用针刺人中、十二井穴点刺放血以开窍醒神，脱症可灸关元、神阙，以温中回阳，大补元气。恢复期：灸大椎、关元、神阙、足三里等，以鼓舞全身阳气，提高抗病能力。以上针灸方法可每日1次，畏寒高热时应多放血。

刘炜宏认为针灸对于急性传染性疾病治疗的特点不是直接针对传染病的病因，而是针刺之后能够提高机体的抵抗力。非典型肺炎患者淋巴细胞绝对值低下，正说明了其免疫能力急需激发与调整。根据"非典"的临床表现，可以采取如下一些对症治疗措施。高热不退，可以取大椎、合谷、曲池等穴位针刺，或者刺络拔罐，或者穴位注射药物（如柴胡注射液、鱼腥草注射液等）。纠正肺感染，调节肺功能，以肺俞、膻中为主穴，配穴为大椎、气海、定喘、内关、合谷、足三里、三阴交针刺或者电针，或者艾灸（包括艾条温和灸、隔姜灸、化脓灸等），或者穴位注射（药物可用黄芪注射液、鱼腥草注射液、参附注射液等），均有一定的疗效。抢救呼吸衰竭，以人中、气舍、天突、素髎为主穴，酌加内关、三阴交针刺，强刺激，直至患者恢复自主呼吸。恢复期调养，可选用足三里、三阴交、阴陵泉、丰隆、脾俞、胃俞等针刺或电子艾灸仪温和灸，以调整脾胃，加速恢复健康。

五、"非典"的中医预防

（一）中药预防

1. 中药预防方

中华中医药学会受国家中医药管理局委托，于2003年4月9日组织在京著名中医药专家商讨非典型肺炎防治措施，针对北方地区人群的生活特点和体质特点，开出预防非典型肺炎的中药处方。方由生黄芪 15g、银花 15g、柴胡 10g、黄芩 10g、板蓝根 15g、贯众 15g、苍术 10g、生苡仁 15g、防风 10g、生甘草 5g、藿香 10g 组成，具有益气解毒、透邪外达的作用。1 天 2 次，应服 3~5 天。平时脾胃虚弱者减半，早期怀孕者慎用。儿童服用，剂量酌减。

2003 年 4 月 19 日，国家中医药管理局组织中医专家重新修订了卫生部"非典"防治领导小组批准的《非典型肺炎中医药防治技术方案（试行）》预防部分。在原来推荐的 3 个中药参考处方基础上，新增 3 个参考处方，并对各处方的药物组成、用量和用法进行了调整，并明确了各处方的主要功能，以便更好地适应需要。对推荐预防 SARS 的 6 个中药参考处方，特别强调要在医师的指导下合理应用，要区别不同情况，因时、因地、因人选择中药预防处方。

处方 1：生黄芪 10g，败酱草 15g，薏苡仁 15g，桔梗 6g，生甘草 3g。功能：益气化湿，清热解毒。

处方 2：鱼腥草 15g，野菊花 6g，茵陈 15g，佩兰 10g，草果 3g。功能：清热解毒、利湿化浊。

处方 3：蒲公英 15g，金莲花 6g，大青叶 10g，葛根 10g，苏叶 6g。功能：清热解毒，散风透邪。

处方 4：芦根 15g，银花 10g，连翘 10g，薄荷 6g，生甘草 5g。功能：清热解表，疏风透邪。

处方 5：生黄芪 10g，白术 6g，防风 10g，苍术 6g，藿香 10g，沙参 10g，银花 10g，贯众 6g。功能：健脾益气，化湿解毒。

处方 6：太子参 15g，贯众 6g，银花 10g，连翘 10g，大青叶 10g，苏叶 6g，葛根 10g，藿香 10g，苍术 6g，佩兰 10g。功能：益气宣邪，解毒化湿。

上述各预防方均水煎服，日服 1 剂。但不宜久服（一般服用 3~5 剂）。

2003 年 4 月 21 日，中国中医研究院汇集陆广莘、周超凡、孔令诩、陈超、余瀛鳌、沈绍功、李俊龙、安邦煜、杨力、刘宝玲、危剑安、杨金生等 10 余位著名中医专家的集体智慧，针对"非典"的特殊性，并根据时处春末且今春较为潮湿等北京地区季节、气候、人群的具体情况，以扶助正气兼祛邪避瘟的原则，兼顾药源充沛与否及价格须较为低廉等因素，拟定出 3 个药方，对应于不同的人群。

中研 I 号方：连翘、桑叶、菊花、佩兰、柴胡、芦根、桔梗各 10g，生黄芪、麦冬、甘草各 5g。适用于年轻力壮、身体素质较好的人，中医辨证属于阴阳平衡者，年龄在 18~45 岁之间的人群。

中研 II 号方：生黄芪 15g，炒白术、太子参、连翘、牛蒡子、柴胡、赤芍、玄参各 10g，防风、甘草各 5g。适用于年老体衰、体质较差的人，中医辨证属正气不足者，年龄在 18 岁以下和 45 岁以上的人群。

中研 III 号方：蚤休、板蓝根、鱼腥草各 15 克，连翘、柴胡、赤芍、太子参、淡豆豉、佩兰各 10g，僵蚕 6g，牛蒡子、甘草各 5g。适用于流动多接触或高危易感人群。

以上 3 方均水煎，每天 1 剂分两次服，连服 10~14 天。适用于北京市及周边地区。

广东省中医界研制出较为有效的预防"非典"的中药处方。处方 1（针对南方人群）：金银花 15g，连翘 15g，板蓝根 15g，荆芥 15g，野菊花 15g，鱼腥草 30g，防风 12g，薄荷 12g，甘草 6g，黄芩 12g。1 天 1 服，1 服分早中晚 3 次服下，连服 3 天。处方 2（针对北方人群）：生黄芪 15g，银花 15g，柴胡 10g，黄芩 10g，板蓝根 15g，贯众 15g，苍术 10g，生苡仁 15g，防风 10g，生甘草 5g，藿香 10g。一般服用 3~5 剂，每日 1 剂，早晚各 1 次。

周仲瑛认为预防"非典"应芳香辟秽解毒，可选用藿香、苍术、白芷、草果、菖蒲、艾叶、冰片、蚤休等制成香囊，佩挂胸前。对易感人群，或与非典型肺炎患者接触者，治应轻清透达、芳化和中、清热解毒，可选用苏叶、荆芥、藿香各 6g，野菊花、贯众、大青叶各 10g，水煎服用，重在芳香辟秽解毒，轻清宣透伏邪。上述药物也可制成气雾剂，用于公众场所集体预防或居室内空气消毒。扶正亦应以清养肺气为主，甘温补益之品恐有助热生火之弊，而大队清热解毒药的应用也可能有"药过病所"、苦寒伤胃之嫌，实有进一步探讨的必要。

傅景华认为 SARS 易感人群素体偏热，依据并综合古方，可用赤小豆、金荞麦、鱼腥草、白花蛇舌草、紫草、蒲公英、紫花地丁（各 12g）及乳香、降香（各6g）等降火辟邪之品，以调和人的生命活动状态。其他未曾接触"非典"患者的健康人，只需注意防护、饮食有节、劳逸适度、放松心情，而无须盲目服用药物。在此期间注意饮食清淡，少食肥甘厚腻，多食蔬菜、水果、菌类（如木耳、银耳）及枸杞、核桃、黑豆、莲子、鲤鱼。

还有医生建议，开展实验研究或组织专家论证雄黄、青黛、紫金锭等混悬液、板蓝根煎出液、大蒜浸出液等是否具有体外抑制、杀灭SARS病毒的作用，若有，尽快推广用于群众性的"非典"预防工作之中。

2. 对服用中药预防方的不同看法

中国中医研究院于2003年4月28日召集20余位中医药专家，举行防治"非典"论证会。指出中医讲究辨证论治，不可一概而论。大量人群长期大量服一种药，无疑违背了中医施治因人、因地而异的原则，就极可能出现不良反应。中药预防"非典"应当重点保护两类人群，一类是密切接触者，另一类是高危人群。不提倡健康人群以中药来预防"非典"。

张大宁认为对于"健康人群"而言，不能"万人一方"，要随着人的体质、年龄、地域等不同，处方可以有所变化，如可以18岁、45岁、65岁为3个界限，药味、剂量略有调整。"补助正气"应注意"脾肾两脏"，即人之后天与先天，药味可选择"生黄芪、沙参、白术、太子参、石斛等"。这些中药对于提高人体免疫能力的效果，已为医家所证实。同时要注意的是，在"补助正气"的同时，可适当辅佐一些清热解毒的药物，如贯众、银花、连翘、大青叶等，这些药物对于病毒的抑制作用，亦已为中西医药界所公认。

北京中医药大学东方医院周平安、王玉光指出，对于目前某一地区或者数千人乃至数万人应用一两个协定处方的现象应该马上予以纠正。同时也必须重视应用防治"非典"中药时可能出现的毒副作用。中医预防疾病必须遵循中医的基本规律，在重视病因、邪气的同时，作为一种非特异性的预防手段，要发挥中医的优势，区别不同地区、不同时期、不同体质而因时、因地、因人制宜。

（二）调摄预防

顾植山认为中医学对"非典"温疫的预防，一是重视正气在防止致病原入侵时所起的重要作用；二是避免与致病原接触。方法主要有以下几个方面：①精神调摄、②适度运动、③顺应环境、④饮食调摄、⑤培元固本、⑥趋避邪气。

祝总襄在《中国中医药报》撰文介绍"三一二"经络锻炼法，其中"三"是指按摩合谷、内关和足三里三个穴位。一般人每天早晚两次，每次共 5 分钟。按摩时一定要达到酸、麻、胀，有时还有上下窜的得气感觉，才是有效的按摩。按压的频率约为每分钟 30 次。祝总襄认为，尤其是按摩内关穴，能通调肺气、增强肺部的抵抗力，免受"非典"的侵袭。

（三）针灸预防

上海市卫生局组织中医药专家拟定了预防和治疗"非典"的针灸方案。建议预防保健取穴大椎、风门（双）、肺俞、足三里（双）为主，采用拔罐、穴位敷贴、艾灸、指压等法。

谢晋生等提出了预防非典的针灸处方：中青年灸大椎穴、肺俞穴，老年灸大椎穴、足三里穴，小儿灸身柱穴。灸法有三：一为直接灸，须用极细之艾绒，制成麦粒大小之艾炷，每次灸 7~9 壮；二为隔姜灸，把生姜片用针扎数个小眼，将粗艾绒置于其上灸 9~11 壮；三为艾卷灸，每穴 10 分钟左右，以灸热为度。施灸时间不受限制，可每天 1 次，连灸 7~10 天，体弱者灸 1 个月，易病者可灸数月或更长。

六、述评与展望

广东省中医院对收治确诊的 103 例 SARS 患者进行了中西医结合治疗，结果显示，根据中医理论辨证施治，能明显减轻症状，改善病情；早期治疗以祛邪为主，对感染的病毒有一定的对抗作用，有可能截断病情的发展，使部分患者较快地进入恢复期；本病的临床表现显示病毒感染造成部分患者的免疫紊乱，易引起继发其他感染。而中医针对机体整体辨证施治，有利于调节人体免疫状态，减轻由于病毒感染引起的免疫损害；激素的使用体会则提示中西医结合治疗有可能减少激素的使用，减少并发症。

北京地坛医院按入院顺序将 65 例 SARS 患者（均为 2003 年 4 月 23 日~5

月 20 日住院）按病区随机分为治疗组（中西医结合组）和对照组（西医组），中药治疗采用 SARS 中心推荐的治疗方案和国家中医药管理局推荐的治疗方案。他们通过对临床状态、细胞免疫、胸部 X 线片等多种理化数据的对比分析，客观、量化地总结了中西医结合治疗 SARS 的临床疗效。结果显示中药能提高吞噬细胞的功能，间接达到抑制、清除病毒和内毒素的目的，同时缓解了病毒及其毒素激发的机体超敏状态。另外，中药具有调节免疫网络的功能，体现了中医药学调节阴阳，驱邪以扶正的治疗观念。中西医结合治疗对受损组织的修复和促其炎症的吸收有一定作用。中西医结合治疗减轻了激素不良反应，对提高综合疗效更显必要。中医药介入的主旨是改善症状，减少并发症，缩短病程，最终提高治愈率，减少死亡率。中西医结合治疗 SARS 是值得关注的一种方法。

2003 年 6 月 9 日，全国防治非典型肺炎指挥部科技攻关组"中西医结合治疗非典型肺炎的临床研究"重大课题组公布初步研究结果，截至 6 月 6 日，课题组通过对 5 月 29 日前入库观察病例中记载较全的 222 例病例数据的评价分析表明，中西医结合疗法治疗非典型肺炎在以下四个方面表现了明显效果。①退热效果明显，作用持续稳定（中西医结合组在退烧方面与西医组时间一样，都在 14 天左右，但西医组波动较大，7 天以后容易出现反跳，中西医结合这组基本是平稳地降到正常）。②有效改善呼吸急促、干咳、气短、乏力等主要临床症状。在改善主要症状，缩短病症持续时间方面具有一定的优势。③改善机体缺氧状况，保护脏器功能。④减少激素用量，避免副作用。课题组共组织了地坛、佑安、胸科、小汤山等定点医院以及广安门、西苑、望京、友谊、天坛、解放军 302、中西医结合医院等 11 家医院、三四百人参加，积累了近 600 个完整病例，建立了数据库，这个数据库可以从多方向、多层次对数据进行整合，根据研究目标进行研究。同时为了保证所拥有数据统计分析的科学性、方法的多样性，还请了北大数学系、人大统计系、301 统计科的统计学专家帮助完成统计分析工作。为了保证数据的完整性、准确性，保证数据的质量，中国中医研究院临床评价中心的专家们付出了极大的努力。所有这些数据都是经过统计学处理的，大家都能认可，而且得到的都是一些非常有价值的结果。这一宣布，是对中医药独特优势的认可，也是对其科学性的认可。

传染性非典型肺炎对于人类来说是一个全新的疾病。面对以前从未见过的新病种，传统中医药并没有束手无策，而是以神奇的疗效引起了世界的注目。《光明日报》在题为《从抗击非典看中医药学的生命力》一文中说：回顾并认真总结半年来与"非典"奋战的历史，不禁深深为中华民族祖先留给我们一笔巨大的财富而自豪，中医药学具有强大的生命力。如广州中医药大学第一附属医院在临床治疗过程中，共治愈97例患者，平均退烧时间为2.97天，平均住院时间为8.6天，医务人员无一人感染，患者无一例因病情恶化出现呼吸窘迫综合征而死亡；还有37例外转重症患者经会诊治疗，也无一例死亡。在整个"非典"治疗期间，该院创造了零感染、零转院、零死亡的奇迹。世界卫生组织专家马奎尔博士2003年4月7日在广东省实地考察时由衷地发出赞叹："中医治疗非典型肺炎的效果非常神奇！"世界卫生组织专家詹姆斯博士在广东省中医院考察时同样对中医治疗非典的疗效给予了高度评价。

中医学在抗击"非典"过程中取得的显著疗效，又一次有力地证明了中医药在病毒性疾病的防治方面有其独到的优势，并对今后可能出现的一些新疫病的防治具有极大的潜力，中医药学不仅对中华民族的繁衍昌盛做出了杰出的贡献，而且也必将对世界人民的健康事业，为世界的繁荣昌盛做出应有贡献！

第九章 稽古论今看"非典"

一、三因制宜看"非典"

（一）运气时令看"非典"

《内经》中的运气七篇大论是"天人相应"学说的具体体现。它把一切疾病的产生、发展和变化，与自然气候变化密切联系起来，认为风、热、火、湿、燥、寒等气候变化因素，是一切疾病的外因。"疫疠"的产生被认为主要是由气候变化失调或时令严重反常所致。《素问·刺法论》中说："升降不前，气交有变，则成暴郁（疫）"。

运气学说中 60 年一个周期性的甲子年历，并不单纯是一个纪年的序数，而是具有深刻的生物学含义，它反映了时空变化运动给整个生物界所带来的相应变化。五运六气学说源于天象观察，经过长期临床实践经验的总结，在分析认识年度性流行疾病和规律性灾害方面颇有独到之处。

1. 2003 年的五运六气特点

2003 年是农历癸未年。《素问·六元正纪大论》说："癸未、癸丑岁：上太阴土，中少徵火运，下太阳水，寒化雨化胜复同，邪气化度也，灾九宫。"，"凡此太阴司天之政……二之气，大火正……其病温厉大行，远近咸若"。

上文大意是说，癸丑和癸未年，上司天是太阴湿土，中运是不及的火运"少徵"，下在泉是太阳寒水。全年气候特点以寒和湿为主；病邪也以寒湿之气为特征。"二之气，大火正"，指到了二之气的时候，主客气均为少阴君火，"双君火"期间，天人相应，人体内火复之气甚强，容易引起温疫的流行。

据调查有关历史资料，癸未年确是疫病的多发年，现录公元 1523～1823 年间共 7 个癸未年（五运六气 60 年一周期，也就是说每 60 年中只有 1 个癸未年，故 1523～1823 间共 7 个癸未）的疫情调查资料如下。

1523 年癸未年南京大疫，军民死者甚众（《明史·卷二十八·五行志》）。

1583 年癸未年仪真县大疫（《古今图书集成·卷五百三十三·医术名流列传》）。

1643 年癸未年二月至九月，京师大疫，传染甚剧（《明史·卷二十八·五行志》）。

1703 年癸未年春，灵州、琼州大疫。五月，景州大疫，人死无算。六月，曲阜、巨野大疫，东高疫。八月，文登大疫，民死几半（《清史稿·卷四十·灾异志》）。

1763 年癸未年嘉州、湖州、太仓、松口，苏州诸州府，月内小儿有噤不乳，两腮肿硬（《大生要名·卷五》）。

1823 年癸未年春，泰州大疫；秋，临榆大疫（《清史稿·卷四十·灾异志》）。

这期间每个癸未年都有疫情记载，而同期其他年平均疫情记载率为 41%，可见癸未年确是疫病多发年。

2. "非典"产生并流行的时空背景分析

时空五运六气变化造成了①特殊的病原存在，②病原传播的外在环境，③适宜的宿主内在受体环境。内外环境互相联系转化，使 SARS 得以产生并迅速流行。

中国气象局国家气象中心高级工程师叶殿秀认为虽然传染源本身对 SARS 传播起决定作用，而且政府卫生部门采取的一些人工干预措施也取得了效果。但研究表明，气象条件在 SARS 传播中的确起一定作用。湿性气候适合 SARS 病毒大量繁殖，脾胃土虚易受湿性病毒攻击，形成"非典"在华南港穗地区的爆发流行。

研究人员截取了北京地区疫情最为严峻的 4 月 21 日~5 月 20 日（恰好是五运六气中的二之气区间）的逐日气象要素资料，发现 SARS 传播及发作与之前九到十天的最高气温、相对湿度及日较差有一定关系。日最高温度相对较低（二十六摄氏度以下）、气温日较差较小、空气相对湿度较大的情况下，有利于 SARS 病毒扩散和传播；反之，则不利于 SARS 病毒的扩散和传播。

北京 2002 年冬季及 2003 年春初气候较往年干燥寒冷。从圣诞节至 2 月底，北京没有 SARS 病例报道，直至 3 月中下旬气候条件适合时，在二之气双君火作用催化下，使病毒激剧繁衍，从而引起北京的疫情暴发。

分析病毒基因产生的时空特性，是目前基因科学尚未发现的一种重要规律。无论基因如何复杂，它的复制、演化和发挥作用，还是受到时空能量场的微妙影响，而且这应该是一种决定性的影响，只是目前的科学对它的规律认识得很少。我们的祖先早已在"天人相应"学说中给予了朴素而明确的揭示。

人体许多疾病的发生和发展变化，与年、月、日的时空特性有着微妙的联系。临床辨证论治，必须充分重视时间因素，结合辨时论治，做到因时制宜。

王肯堂在《证治准绳·杂病·发热》中指出："又有一种天行温疫热病，多发于春夏之间，沿门阖境相同者，此天地之疠气，当随令参气运而施治"。

3. 2003 年下半年"非典"是否会再度流行的运气分析

2003 年 8 月 16 日，随着北京最后两名 SARS 患者出院，抗击"非典"的斗争已暂时告一段落，现在人们最关心的，也是媒体讨论较多的问题是 SARS 是否会卷土重来呢？

世界卫生组织有关负责人最近表示 SARS 疫病随时都可能重新暴发流行。当时有人依据相似的气温条件预测下半年 SARS 还将再次蔓延，但按照运气原理，我们认为像上半年那样的大规模流行不会再出现。下半年与春季气温相近的是五之气时段，但今年五之气的主客气均为阳明燥金，完全不具备外寒湿而内郁火的运气致疫条件。年末六之气主客气均为太阳寒水，气候会较冷，但单纯的寒水也不符合 SARS 流行的条件，《素问·五常政大论》曰"太阳在泉，热毒不生"。2004 年是甲申年，湿土主岁，少阳相火司天，一之气少阴君火加临，稍符合 SARS 滋生条件，《内经》讲到这一时段有可能"温病乃起"，但未讲"温疠大行"，也不主"金疫"，故在我国再次暴发 SARS 疫病大规模流行的可能性亦微乎其微。当然，散在发生是任何时候都有可能的。

（二）因地因人看"非典"

这次"非典"的症状表现，各地报道统计的情况有较大不同，例如香港统计恶寒高达 93.0%，大多数有腹泻等消化道症状，而广州中医药大学第二附属医院 64 例一组的统计结果为：乏力 75.0%，恶寒 71.9%，舌红 71.9%，头痛 53.1%，身酸痛 53.1%，苔腻 23.4%，腹泻便溏 14.1%；恶寒比例较接近，而腹泻比例差别就较大。

统计资料显示，香港和广东地区患者恶寒和腹泻等症状的比例明显高于北京，反映出南北方的地区差异。由于"非典"的致病原是比较明确的，各地出现的证候差异及同一地区患者的不同证型，有力地证明了中医学因地、因人制宜的正确性。在治疗上应区分不同地域并因人立法处方。那些希望找到一、二张特效方子就可治好所有"非典"的想法是不符合中医药特点的，也是不切实际的。

二、内伤热中看"非典"

对于外感病的发生，特别是疫病的流行，人们着重对外邪的研判，而对人体内因在疫病发病中的影响往往注意不够。尤其在疫病初期，正气的损伤大多还不显著，多着意于外邪的一面也是可以理解的。但疫病的发生毕竟是正邪双方相互作用的结果，若完全忽视正气的一面，就违背了中医学以正气为本的原则。

《黄帝内经》提出了以内因为主的发病学原理，强调人体正气在疫病发病中的决定性作用，认为"正气存内，邪不可干"，"邪之所凑，其气必虚"。疫病虽有外来的致病原——疠气引起，但仅有疠气不一定发病，待到发病时，正气或多或少都已受到损伤。也许在治疗时，可以按"邪去则正复"的思路以攻邪为主，但在分析病机时，决不可忽视正气的一面。

因习惯有"外感六淫，内伤七情"之说，故"内伤"常只与非感染性的内科杂病相联系，容易忽视外感热病特别是疫病发病中的内伤因素。

其实，古人曾注意到温疫发生时往往已先有里热阴伤的证象，与一般外感的发病规律有所不同，古人把疫病的这一现象理解为"伏气"所伤。

因《伤寒例》上有"冬伤于寒"，"寒毒藏于肌肤"之论，近代又有人想用致病原的"潜伏期"作解释，过于牵强附会，"伏气"说遂遭到一些人的批判而不敢正面宣传。

内伤有伤阳、伤阴的区分，受"阳虚则外寒，阴虚则内热"说的束缚，一讲到"内伤发热"，想到的主要是阴虚，一般不会把阳气的受损作为导致发热的原因。但疫病的发生，应该是担任卫外功能的阳气先受损伤。特别是寒邪袭人，首先伤的是阳气，只是由于阳气受损之初不一定马上就表现出阳虚，辨证时未必能反映出来。

明确阳虚可以发热，内伤可成热中，分析疫病的内伤病机时，才能比较全面。

内伤发热的情况复杂多样，不仅是损伤脾胃阳气一端。例如李用粹《证治汇补》"发热"门中，汇集了清以前各种内伤热病的证治。他认为，除了"外感客邪之外，有劳力、劳色、气郁、火郁、伤食、伤酒、挟瘀、挟痰、疮毒、虚烦，皆能发热，宜熟辨之。"其中有关郁火发热和挟瘀、挟痰发热的论述，对"非典"的治疗有启示。

（一）血瘀与"非典"

血瘀问题在"非典"中已引起普遍关注。邓铁涛教授介绍的典型病案，在第三诊时使用了"仙方活命饮"，方中穿山甲、皂角刺、乳香、没药等活血化瘀，软坚散结，对减少渗出，对防止肺纤维化起到了很好作用。中国工程院王永炎院士指出："我认为要考虑毒、虚、瘀，特别是从电镜下看到瘀还是很突出的，血瘀证特别是微循环障碍贯穿始终。"中日友好医院仝小林教授认为："非典"的治疗，"早期介入、全程使用活血化瘀药物可以大大减轻络脉的损伤。"天津中医学院第一附属医院呼吸科刘贵颖主任在一则"非典"病例会诊时也认为；"患者憋气、动则气促，属病久入络，痰瘀热毒互结，正处于炎性渗出与纤维化开始阶段，改用丹参、郁金、地龙、丝瓜络、桃仁、橘络之类。则更能通肺之小络、改善肺循环"。

（二）痰瘀与"非典"

痰瘀问题，原来认为"非典"患者干咳无痰，应从阴虚考虑，后来发现患者虽干咳无痰，但实际上痰位较深，难以排出。据报道，香港一患者尸检，肺重是正常肺的 3 倍，水肿并伴有血性渗出。虽然不咳痰，但痰栓十分广泛，肺的弥散功能减退。肺部微循环严重障碍，大量渗出物胶着、固化，应属顽痰胶结。"非典"肺部摄片示"白肺"也说明有痰。

认真探讨热病的内伤机制和临床规律,对防治"非典"及对整个中医热病学,都有十分重要的意义。重视疫病的内伤病机,治疗时才不会专门于"祛邪"一途,为防治疫病开拓更广阔的思路。

三、寒温兼综看"非典"

"非典"发生之初,一般认为应属温病范畴,有关部门的防治方案中也称为风温和春温。但随着认识的不断深入,逐渐出现了不同意见。

首先是一些人从运气学说的角度指出,2003 年运气的特点是寒湿,按照天人相应的原则,疫病的性质也应与之相应。

邓铁涛教授从对"非典"的治疗实践中逐渐体会到,"此次温病属寒邪内侵,应用生阳发散之法,而抗生素属苦寒之物,使用效果往往不佳。"

赵阳在《中国中医药报》上撰文认为,此次非典的病邪是风、寒、湿三种邪气杂合而成,似应属中医"伤寒"的范畴。"非典"的中医病名应为《黄帝内经》所讲的肺痹,核心病机应当为风寒湿邪外感,肺气闭阻。应按照《伤寒论》所确立的六经辨证来施治。他列举的理由可归纳以下数点。

(1)按照中医理论,温病患者发热的时候不恶寒反恶热,然而从目前的资料上了解的情况看,绝大部分患者(据香港方面的统计资料是93%的患者)伴有怕冷寒战的情况,而且这种怕冷是始终存在的;即使有部分患者不怕冷,也并不怕热,这与温病学气分热盛大相径庭的。

(2)通常温病经常出现的咽部红肿疼痛、口渴饮冷和咳嗽痰黄等症状在"非典"都不具备,反而出现的是类似于感受风寒后邪气从皮毛筋骨而入的太阳表证,如头痛(84%)、肌肉关节痛(71%)。

(3)按照温病理论,危及患者生命最重要的时期应当为营分、血分,而非气分,应当表现为神昏、谵语、惊狂、斑疹隐隐或发斑出血,身热夜甚,舌质绛,而此次非典病人无以上种种表现。

赵阳还认为,"北京地区自立春以来,雨水较往年多,阴天较多,气温较往年为低,而且气温变化较大,也是寒湿性疾病流行的一个重要因素"。

亲临第一线的中医专家指出："非典"的传变规律，"既不同于卫气营血，也不同于三焦及湿温的传变规律，更不同于吴有性《温疫论》的九种传变"（刘喜明．对 SARS 的几点认识．中国中医药报．2003-06-23）。说明 SARS 病毒不同于一般的温邪温毒。正确判别 SARS 病毒的性质，总结"非典"的发病和传变规律，对于"非典"防治及整个中医疫病的研究，都具有重要意义。

《中国中医药报》2003 年 5 月 9 日报道广东一例老年重症患者，高热、神昏、手撒口开、四肢冰冷，病势危笃，主管医师用安宫牛黄丸不效，就在电话里及时求教朱良春老先生。朱老说，厥证有阳厥阴厥之异，安宫牛黄是凉开，此属阴厥，要用温开的苏合香丸。用后果然立竿见影。2003 年 3 月 20 日，这位老人已经痊愈出院（见 2003 年 5 月 9 日《中国中医药报》）。这一案例也提示我们要注意"非典"的阴证阴厥。

从有关报道中，我们欣喜地获悉，中医药在治疗"非典"中取得的成绩超过了原来的预期，而且，随着累积经验越来越多，办法越来越好，取得的疗效也越来越高。抗击像 SARS 这样严重危害人类生命安全的流行性疾病，需要全体医药卫生人员的通力合作，集中全人类的知识和智慧。"非典"是灾难，但也是让世界认识中医的机遇。中医药在抗击"非典"的斗争中已经做出了举世瞩目的伟大贡献，相信通过认真总结经验，继续努力，必将在今后防治其他各种疫病和疾病的斗争中，发挥出更大的作用。

主要参考文献

1. 顾植山. 中医临床精要. 见：运气学说. 合肥：安徽科学技术出版社，2001.

2. 顾植山. "非典"防治. 第2版. 合肥：安徽科学技术出版社，2003.

3. 顾植山. 六经探源. 安徽中医学院学报，1991，10（3）：2-5.

4. 顾植山. 中医学的起源与医源于易论. 国医论坛. 1992，7（2）：8-11.

5. 严季澜. 顾植山. 中医文献学，北京：中国中医药出版社，2002.

6. 国家中医药管理局人事与政策法规司组织编写. 中医药专家谈SARS. 北京：中国中医药出版社，2003.

7. 国家中医药管理局组织专家制定. 非典型肺炎中医药防治技术方案（试行）. 中国中医药报，2003-04-11.

8. 王琦，夏仲元. 中医药介入治疗"非典"的思考. 中国中医药，2003-05-12.

9. 张伯礼. "非典"的中医命名、病机及治疗. 天津中医药，2003-05-06.

10. 刘德泉，黄卫祖. 谈"非典"病名病机与处方用药. 中国中医药报，2003-06-05.

11. 王融冰，刘军民，江宇泳，等. SARS患者舌象分析. 中国中医药报，2003-05-21.

12. 仝小林，赵东，段军，等. 肺毒疫临床中医证候演变规律初探. 中国中医药报，2003-07-10.

13. 广东省中医院治疗非典型肺炎临床经验. 中国中医药报，2003-05-19.

14. 朱敏. 广州中医药大学一附院急诊科收治非典37例临床总结. 中国中医药报，2003-05-01.

15. 上海市中医药学会防治非典型肺炎专家组. 非典型肺炎中医药防治参考方

案．上海中医药报，2003-05-03．

16. 东盟与中日韩非典高级国际研讨会——中西医结合治疗 SARS 学术交流纪要．中国中医药报，2003-06-09．

17. 梁华龙．从中医学角度探讨"非典"．中国中医药报，2003-05-19．

18. 高益民．战胜"非典"中医药应当登上主战场——供抗"非典"研究试用的 8 个中成药介绍．中国中医药报，2003-05-22．

19. 中华中医药学会组织在京著名中医药专家推荐预防"非典"中药方．中国中医药报，2003-04-09．

20. 国家中医药管理局颁布．《非典型肺炎中医药防治技术方案（试行）》预防部分修订方案．中国中医药报，2003-04-21．

附　录

附录1 六十年运气主疫预测表（2003~2062年）

年份	干支	大运	司天	在泉	运气特点及运气关系	气象提示	疫病易发时段及可能程度	疫病提示
2003	癸未	少徵火-	湿土	寒水	岁火不及，阳气屈伏，寒湿流行，运生气小逆	寒雨数至，局部水灾；夏寒热交争；秋偏燥，冬偏冷	二之气***	温疫大行易发肺疫证兼寒湿
2004	甲申	太宫土+	相火	风木	岁土太过，雨湿流行，气生运顺化	上半年降水偏多，易发水灾	初之气*	温病乃起易伤脾肾证多湿热
2005	乙酉	少商金-	燥金	君火	岁金不及，炎暑盛行，风燥横运，金火合德，太乙天符，变化剧烈	燥热为主	二之气***终之气*	疫大至易发肝疫病情急暴
2006	丙戌	太羽水+	寒水	湿土	岁水太过，寒气流行，水齐土化，天符年变化较大	寒湿为主	初之气*	温病早发易伤脾肾证多寒湿
2007	丁亥	少角木-	风木	相火	岁木不及，金兼木化，天符年变化较大	多风偏燥	终之气**	其病温疫易发肝、脾疫证偏风燥
2008	戊子	太徵火+	君火	燥金	岁火太过，热暑大行，天符年变化较大	高温偏燥	五之气**	其病温易伤心肺证多热燥
2009	己丑	少宫土-	湿土	寒水	岁土不及，木兼土化，太乙天符，变化剧烈	多阴雨寒湿天气，易发水灾	二之气***	温疫大行易伤脾肾证多风寒
2010	庚寅	太商金+	相火	风木	岁金太过，火气来复，天刑之年，变化剧烈	燥热年，易发生旱灾	初之气*	温病乃起肝木受邪证多燥热
2011	辛卯	少羽水-	燥金	君火	岁水不及，土兼水化，燥金司天，气生运，顺化	平气年	二之气**终之气**	疫大至易伤肺脾证情不一

续表

年份	干支	大运	司天	在泉	运气特点及运气关系	气象提示	疫病易发时段及可能程度	疫病提示
2012	壬辰	太角木+	寒水	湿土	岁木太过，风气流行，寒水司天，气生运，顺化	多风偏寒湿	初之气**	温病乃作脾土受邪证多风寒湿
2013	癸巳	少徵火-	风木	相火	岁火不及，气生运顺化，类岁会、同岁会，变化平和	平气年	终之气*	其病温疠易伤脾肾证多风寒
2014	甲午	太宫土+	君火	燥金	岁土太过，雨湿流行，气生运，顺化	雨水偏多，易发水灾	五之气**	其病温易伤脾胃证多湿热
2015	乙未	少商金-	湿土	寒水	岁金不及，炎火乃行，湿土司天主事，气生运，顺化	平气年	二之气**	温疠大行易发肝疫证多湿热
2016	丙申	太羽水+	相火	风木	岁水太过，水齐土化，运克气，不和，变化较大	气温偏低，易发生暴雨水灾	初之气*	温病乃起易伤心脾肾证多寒湿
2017	丁酉	少角木-	燥金	君火	岁木不及，燥乃大行，气克运，天刑，变化剧烈	气候多变，易发旱灾	二之气** 终之气*	疠大至易伤肝脾病情急暴
2018	戊戌	太徵火+	寒水	湿土	岁火太过，寒水来复，气克运，天刑，变化剧烈	忽冷忽热，变化无常	初之气*	温病乃作易伤肺肾寒热错杂
2019	己亥	少宫土-	风木	相火	岁土不及，风乃大行，气克运，天刑，变化剧烈	多风，变化无常	终之气**	其病温疠易伤肝脾证多风热
2020	庚子	太商金+	君火	燥金	岁金太过，气克运天刑，同天符，变化剧烈	燥热年	五之气*	其病温易伤肺肝证多燥热
2021	辛丑	少羽水-	湿土	寒水	岁水不及，湿乃大行，气克运天刑，同岁会变化一般	寒湿年，冬季寒冷	二之气**	温疠大行易伤心肾证多寒湿
2022	壬寅	太角木+	相火	风木	岁木太过，风气流行，运生气小逆，类岁会、同天符	多风偏热	初之气*	温病乃起易伤肝脾证多风热

续表

年份	干支	大运	司天	在泉	运气特点及运气关系	气象提示	疫病易发时段及可能程度	疫病提示
2023	癸卯	少徵火-	燥金	君火	岁火不及，运克气不和，同岁会	平气年	二之气** 终之气	疠大至 易伤心脾 警惕金疠
2024	甲辰	太宫土+	寒水	湿土	岁土太过，雨湿流行，运克气不和，岁会，同天符	雨水偏多	初之气*	温病乃作 易伤脾肾 证多寒湿
2025	乙巳	少商金-	风木	相火	岁金不及，火兼金化，运克气不和，变化较大	风燥火热，胜复更作	终之气*	其病温疠 易伤肝脾 证多风热
2026	丙午	太羽水+	君火	燥金	岁水太过，寒气流行，运克气不和，变化较大	降水偏多	五之气*	其病温 易伤心肺 证多寒湿
2027	丁未	少角木-	湿土	寒水	岁木不及，金兼木化，阴专其政，运克气不和	寒雨数至，冬季偏冷	二之气**	温疠大行 易伤脾肝 证多寒湿
2028	戊申	太徵火+	相火	风木	岁火太过，其候炎暑，天符年，变化较大	高温年	初之气*	温病乃起 易伤肺心 证多火热
2029	己酉	少宫土-	燥金	君火	岁土不及，木兼土化，风燥横运，运生气小逆	偏于燥热	二之气** 终之气*	疠大至 易伤肝脾 发病暴急
2030	庚戌	太商金+	寒水	湿土	岁金太过，燥气流行，寒政大举，运生气小逆，变化小	燥年，气温偏低	初之气*	温病乃作 易伤心肺 证多寒燥
2031	辛亥	少羽水-	风木	相火	岁水不及，湿气流行，运生气小逆，类岁会	平气年，雨水稍多	终之气*	其病温疠 易伤脾肾 证多风湿
2032	壬子	太角木+	君火	燥金	岁木太过，风气流行，运生气小逆	多风偏燥热	五之气*	其病温 易伤脾肝 证多风热
2033	癸丑	少徵火-	湿土	寒水	岁火不及，寒湿流行，运生气小逆	寒雨数至，易发生局部水灾；秋偏燥，冬偏冷	二之气***	温疠大行 易伤脾肺 证兼寒湿

续表

年份	干支	大运	司天	在泉	运气特点及运气关系	气象提示	疫病易发时段及可能程度	疫病提示
2034	甲寅	太宫土+	相火	风木	岁土太过，雨湿流行，风热参布，气生运顺化	降水偏多，易发水灾	初之气*	温病乃起易伤脾肾证多湿热
2035	乙卯	少商金-	燥金	君火	岁金不及，炎暑盛行，风燥横运，天符年，变化剧烈	燥热为主	二之气***终之气*	疠大至易发肝疫病情急暴
2036	丙辰	太羽水+	寒水	湿土	岁水太过，寒气流行，水齐土化，天符年变化较大	寒湿为主	初之气*	温病早发易伤脾肾证多寒湿
2037	丁巳	少角木-	风木	相火	岁木不及，金兼木化，天符年变化较大	多风偏燥	终之气**	其病温疠易伤肝、脾疫证偏风燥
2038	戊午	太徵火+	君火	燥金	岁火太过，热暑大行，太乙天符年变化较大	高温偏燥	五之气**	其病温易伤心肺证多热燥
2039	己未	少宫土-	湿土	寒水	岁土不及，木兼土化，太乙天符，变化剧烈	多阴雨风冷，易发水灾	二之气***	温疠大行易伤脾肾证多风寒
2040	庚申	太商金+	相火	风木	岁金太过，火气来复，天刑之年，变化剧烈	燥热年，易发生旱灾	初之气*	温病乃起肝木受邪证多燥热
2041	辛酉	少羽水-	燥金	君火	岁水不及，土兼水化，燥金司天，气生运，顺化	平气年	二之气**终之气**	疠大至易伤肺脾证情不一
2042	壬戌	太角木+	寒水	湿土	岁木太过，风气流行，寒水司天，气生运，顺化	多风偏寒湿	初之气**	温病乃作脾土受邪证多风寒湿
2043	癸亥	少徵火-	风木	相火	岁火不及，气生运顺化，类岁会、同岁会，变化平和	平气年	终之气*	其病温疠易伤脾肾证多风寒
2044	甲子	太宫土+	君火	燥金	岁土太过，雨湿流行，气生运，顺化	雨水偏多，易发水灾	五之气**	其病温易伤脾胃证多湿热

续表

年份	干支	大运	司天	在泉	运气特点及运气关系	气象提示	疫病易发时段及可能程度	疫病提示
2045	乙丑	少商金-	湿土	寒水	岁金不及，炎火乃行，湿土司天主事，气生运，顺化	平气年	二之气**	温疠大行易发肝疫证多湿热
2046	丙寅	太羽水+	相火	风木	岁水太过，水齐土化，运克气不和，变化较大	气温偏低，易发暴雨水灾	初之气*	温病乃起易伤心脾肾证多寒湿
2047	丁卯	少角木-	燥金	君火	岁木不及，燥乃大行，气克运，天刑，变化剧烈	气候多变，易发旱灾	二之气** 终之气*	疠大至易伤肝脾病情急暴
2048	戊辰	太徵火+	寒水	湿土	岁火太过，寒水来复，气克运，天刑，变化剧烈	忽冷忽热，变化无常	初之气*	温病乃作易伤肺肾寒热错杂
2049	己巳	少宫土-	风木	相火	岁土不及，风乃大行，气克运，天刑，变化剧烈	多风，变化无常	终之气**	其病温疠易伤肝脾证多风热
2050	庚午	太商金+	君火	燥金	岁金太过，气克运天刑，同天符，变化剧烈	燥热年	五之气*	其病温易伤肺肝证多燥热
2051	辛未	少羽水-	湿土	寒水	岁水不及，湿乃大行，气克运天刑，同岁会变化一般	寒湿年，冬季寒冷	二之气**	温疠大行易伤心肾证多寒湿
2052	壬申	太角木+	相火	风木	岁木太过，风气流行，运生气小逆，类岁会、同天符	多风偏热	初之气*	温病乃起易伤肝脾证多风热
2053	癸酉	少徵火-	燥金	君火	岁火不及，运克气不和，同岁会	平气年	二之气** 终之气	疠大至易伤心脾警惕金疠
2054	甲戌	太宫土+	寒水	湿土	岁土太过，雨湿流行，运克气不和，岁会，同天符	雨水偏多	初之气*	温病乃作易伤脾肾证多寒湿
2055	乙亥	少商金-	风木	相火	岁金不及，火兼金化，运克气不和，变化较大	风燥火热，胜复更作	终之气*	其病温疠易伤肝脾证多风热

续表

年份	干支	大运	司天	在泉	运气特点及运气关系	气象提示	疫病易发时段及可能程度	疫病提示
2056	丙子	太羽水+	君火	燥金	岁水太过，寒气流行，运克气不和，变化较大	降水偏多	五之气*	其病温易伤心肺证多寒湿
2057	丁丑	少角木-	湿土	寒水	岁木不及，金兼木化，阴专其政，运克气不和	寒雨数至	二之气**	温疬大行易伤脾肝证多寒湿
2058	戊寅	太徵火+	相火	风木	岁火太过，其候炎暑，天符年，变化较大	高温年	初之气*	温病乃起易伤肺心证多火热
2059	己卯	少宫土-	燥金	君火	岁土不及，木兼土化，风燥横运，运生气小逆，	偏于燥热	二之气**终之气*	疬大至易伤肝脾发病暴急
2060	庚辰	太商金+	寒水	湿土	岁金太过，燥气流行，寒政大举，运生气小逆，变化小	偏燥，气温偏低	初之气*	温病乃作易伤心肺证多寒燥
2061	辛巳	少羽水-	风木	相火	岁水不及，湿气流行，运生气小逆，类岁会	平气年	终之气*	其病温疬易伤脾肾证多风湿
2062	壬午	太角木+	君火	燥金	岁木太过，风气流行，运生气小逆	多风偏燥热	五之气*	其病温易伤脾肝证多风热

说明：

1. 大运栏木、火、土、金、水后的"+"表示太过，"-"表示不及。

2. 疫病易发时段及可能程度栏中各时段后"＊"的多少，表示疫病发生的可能性及强弱程度，"＊＊＊"为可能性大、暴发程度强；"＊＊"为可能性次大、暴发程度次强；"＊"为可能性和暴发程度均较小。

3. 本表仅列运气之常，实际运气有各种变化，需根据上三年的刚柔升降、先后胜复等情况具体分析。

4. 此表仅供研究参考使用。

附录2 大司天三元甲子表（取秦汉以后）

起始朝代及所属甲子三元	公元纪年	六气大司天/在泉	备　注
秦始皇十年起第42甲子中元	公元前237～公元前178	太阳寒水/太阴湿土	
汉文帝三年起第43甲子下元	公元前177～公元前118	厥阴风木/少阳相火	
汉武帝元狩六年起第44甲子上元	公元前117～公元前58	少阴君火/阳明燥金	
汉宣帝五凤元年起第45甲子中元	公元前57～公元03	太阴湿土/太阳寒水	
汉平帝元始四年起第46甲子下元	公元04～63	少阳相火/厥阴风木	
汉明帝永平七年起第47甲子上元	公元64～123	阳明燥金/少阴君火	
汉安帝延光三年起第48甲子中元	公元124～183	太阳寒水/太阴湿土	
汉灵帝中平元年起第49甲子下元	公元184～243	厥阴风木/少阳相火	张仲景著《伤寒论》
蜀汉后帝延熙七年起第50甲子上元	公元244～303	少阴君火/阳明燥金	
晋惠帝永兴元年起第51甲子中元	公元304～363	太阴湿土/太阳寒水	
晋哀帝兴宁二年第52甲子下元	公元364～423	少阳相火/厥阴风木	
宋文帝元嘉元年起第53甲子上元	公元424～483	阳明燥金/少阴君火	
齐武帝永明二年起第54甲子中元	公元484～543	太阳寒水/太阴湿土	
梁武帝大同十年起第55甲子下元	公元544～603	厥阴风木/少阳相火	
隋文帝仁寿四年起第56甲子上元	公元604～663	少阴君火/阳明燥金	
唐高宗麟德元年起第57甲子中元	公元664～723	太阴湿土/太阳寒水	
唐玄宗开元十二年起第58甲子下元	公元724～783	少阳相火/厥阴风木	
唐德宗兴元元年起第59甲子上元	公元784～843	阳明燥金/少阴君火	
唐武宗会昌四年起第60甲子中元	公元844～903	太阳寒水/太阴湿土	
唐昭宗天佑元年起第61甲子下元	公元904～963	厥阴风木/少阳相火	
宋太祖乾德二年起第62甲子上元	公元964～1023	少阴君火/阳明燥金	
宋仁宗天圣二年起第63甲子中元	公元1024～1083	太阴湿土/太阳寒水	
宋神宗元丰七年起第64甲子下元	公元1084～1143	少阳相火/厥阴风木	
宋高宗绍兴十四年起第65甲子上元	公元1144～1203	阳明燥金/少阴君火	刘完素创火热论
宋宁宗嘉泰四年起第66甲子中元	公元1204～1263	太阳寒水/太阴湿土	李东垣创脾胃论

起始朝代及所属甲子三元	公元纪年	六气大司天／在泉	备　注
宋理宗景定五年起第67甲子下元	公元1264~1323	厥阴风木／少阳相火	
元泰定元年起第68甲子上元	公元1324~1383	少阴君火／阳明燥金	朱丹溪创滋阴说
明太祖洪武十七年起第69甲子中元	公元1384~1443	太阴湿土／太阳寒水	
明英宗正统九年起第70甲子下元	公元1444~1503	少阳相火／厥阴风木	
明孝宗弘治十七年起第71甲子上元	公元1504~1563	阳明燥金／少阴君火	
明世宗嘉靖四十三年起第72甲子中元	公元1564~1623	太阳寒水／太阴湿土	张介宾等主温补说
明熹宗天启四年起第73甲子下元	公元1624~1683	厥阴风木／少阳相火	吴有性著《温疫论》
清康熙二十三年起第74甲子上元	公元1684~1743	少阴君火／阳明燥金	叶天士著《温热论》
清乾隆九年起第75甲子中元	公元1744~1803	太阴湿土／太阳寒水	王朴庄著《伤寒论注》
清嘉庆九年起第76甲子下元	公元1804~1863	少阳相火／厥阴风木	
清同治三年起第77甲子上元	公元1864~1923	阳明燥金／少阴君火	上海热霍乱流行
1924年起第78甲子中元	公元1924~1983	太阳寒水／太阴湿土	
1984年起第79甲子下元	公元1984~2043	厥阴风木／少阳相火	
2044年起第80甲子上元	公元2044~2103	少阴君火／阳明燥金	

本表主要依据陆九芝《大司天三元甲子考》编制。

附录3　重评《黄帝内经素问遗篇》

《黄帝内经》讨论疫病发生规律及防治措施的内容，主要集中在"刺法论篇第七十二"和"本病论篇第七十三"两个"遗篇"中。第七十二篇讨论疫病预防方法，以刺法为主，故名"刺法论"；第七十三篇讨论五运六气升降失常为疫病发生根源，故名"本病论"。其中"五疫之至，皆相染易，无问大小，病状相似……不相染者，正气存内，邪不可干"等论述，医家广为传诵，无人不晓，但对"五疫"的内容及发生的运气原理，却很少有人深究。在后世有关疫病的论著中，讲"五疫"只是笼统泛指各种疫病，未见就五疫中各疫的特定内容作具体讨论；对两个遗篇中重点阐述的"升降不前，气交有变，即成暴郁"和"三年化疫"理论，基本上摒弃不论。

笔者以传染性非典型性肺炎（严重急性呼吸综合征，SARS）为借鉴，对历代中医治疗疫病的文献进行了回顾性研究。在重温《内经》运气学说时，发现按"三年化疫"理论可预见到癸未年肺性大疫的发生。兹将《素问遗篇》原文摘录于下："假令庚辰，刚柔失守，上位失守，下位无合，乙庚金运，故非相招。布天未退，中运胜来，上下相错，谓之失守……如此则天运化易，三年变大疫。详其天数，差有微甚，微即微，三年至；甚即甚，三年至……三年变疬，名曰金疬"，"假令庚辰阳年太过，如己卯天数有余者，虽交得庚辰年也，阳明犹尚治天……即天阳明而地太阴也，故地不奉天也……火胜热化，水复寒刑。此乙庚失守，其后三年化成金疫也，速至壬午，徐至癸未，金疫至也。"上述记载表明，疫病的发生，不但与当时的气候，而且与近3年的运气都有关。2000年正好是经文中列举的庚辰年，该年出现大面积干旱，气温偏高，据合肥地区气象资料统计，与《素问遗篇》中描述的庚辰年刚柔失守的特征符合。

《素问遗篇》说："三年化成金疫也，速至壬午，徐至癸未，金疫至也。"

广东最早发现 SARS 在 2002 年（壬午年），北方地区大规模流行在 2003 年（癸未年），《素问遗篇》对疫病发生时间的预测得到应验。而且明确指出所化的是"金疫"——肺的疫病，与 SARS 的发生高度吻合，真是让人匪夷所思。

《素问遗篇·本病论》中叙述丑未之年，若"少阳升天，主窒天蓬，胜之不前；又或遇太阴未迁正者，即少阳未升天也。"这种"升天不前"，可产生"寒雾反布……暄暖乍作，冷复布之，寒暄不时"，导致"民病伏阳在内，烦热生中"，"化成郁疠，乃化作伏热内烦，痹而生厥，甚则血溢"。这里的"痹"是阻塞不通，"厥"是气逆而喘，刻画 SARS 的中医病机证候，也非常贴切。

SARS 患者的证候寒错杂，燥湿相间，传变不按一般温病的卫气营血或三焦规律。病机分析有主温热者，也有认为属寒疫者；临床治疗有强调化湿者，也有主张润燥者，莫衷一是。从运气角度分析，庚辰年刚柔失守产生的"燥"和"热"是伏气，癸未年的升降失常及二之气的"寒雨数至"造成的"寒"和"湿"是时气。燥、热郁于内，寒、湿淫于外，伏气和时气的交互作用，导致了 SARS 内燥外湿、内热外寒的病机证候特征。

"三年化疫"是一重要的伏气概念，"三年化疫"的规律，不仅表现在SARS 上。1987 年上海暴发甲型肝炎流行，1987 是丁卯年，3 年前是甲子年（1984 年），按《素问遗篇》"甲己失守，后三年化成土疫"之说，1987 年易发生土疫，而甲型肝炎按中医辨证正属土疫。又按《黄帝内经素问·六元正纪大论》之说，卯酉之年，疫病易发生在终之气，辰戌之年（1988 年是戊辰年），疫病易发生在初之气。上海甲肝流行从 1987 年 11 月至 1988 年春，时间上也正好吻合。1970 年，全国多个省份暴发疟疾流行，"发病人数达 2400万人以上，是新中国成立以来最高的年份。"1970 是庚戌年，3 年前是丁未年，《素问遗篇》虽对丁未年未作具体论述，但运气规则"丁壬化木"，丁、壬之年若刚柔失守，后 3 年易发生"木疫"。疟疾的主要病理改变肝脾肿大和往来寒热的少阳证，似均可归属木疫范围。

再从历史上看，许多学说的产生都与这一理论有密切关系。例如：李东垣创立脾胃学说的背景是"向者壬辰改元，京师戒严，迨三月下旬，受敌者凡半月，解围之后，都人之不受病者，万无一二，既病而死者，继踵而不绝。都门十有二所，每日各门所送，多者二千，少者不下一千，似此者几三月。"这里讲的壬辰改元是 1232 年，3 年前是己丑年（1229 年），按"甲己失守，后三年化成土疫"之论，李东垣遇到的恰是土疫，才有脾胃学说的创立。后世因发生的疫病不再是土疫，东垣学说转而应用于内伤病为主，故成了"内伤法东垣"之说。

吴有性著《温疫论》的背景是"崇祯辛巳（公元 1641 年），疫气流行，山东、浙省、南北两直（北直指河北、南直指江苏一带）感者尤多，至五六月益甚，或至阖门传染。"《吴江县志》记载当地"一巷百余家，无一家仅免；一门数十口，无一口仅存"。1641 年的 3 年前是 1638 年（戊寅年），据清代马印麟《瘟疫发源》记载："崇祯十二年戊寅，刚柔失守，天运失时，其年大旱。"《素问遗篇》虽未直接讨论戊寅年，但举了戊申年之例："又只如戊申……后三年化疠，名曰火疠也……治之法可寒之泄之。"3 年以后吴有性所见疫病，医家以"伤寒"法之效果多不好，而吴有性擅用大黄苦寒泄热取效，可证当时流行的正是火疫。再看杨栗山《伤寒温疫条辨》中记载："乾隆九年甲子，寒水大运，证多阴寒，治多温补。自兹已后，而阳火之证渐渐多矣"。乾隆九年（1744 年）为什么突然"证多阴寒"？前 3 年是 1741 年（辛酉年），按运气"丙辛化水"的原理，正好符合。

种种史实，恐怕不是"巧合"所能解释。章巨膺先生曾主张各家学说的产生与五运六气有关，认为"王朴庄、陆九芝等以内经五运六气、司天在泉之学说来推论医学流派形成的缘故，言之成理，持之有故"。"三年化疫"的理论，是对章先生观点的有力支持。

运气七篇大论，特别是《六元正纪大论》，讲的是 60 年运气的一般规律，以时气和常气为主；而《素问遗篇》重点讨论的是变气和伏气。两者结合，才是较完整的运气学说。《素问遗篇》中提出的对疫病的预防治疗方法，也是对七篇大论的重要补充。研究疫病的发生规律及防治，更要重视《素问遗篇》中的有关论述。《素问遗篇》中"三年化疫"等理论，之所以长期以来被置而不论，与《新校正》的一段话有很大关系。《新校正》云："今世有《素问亡篇》及《昭明隐旨论》，以谓此三篇，仍托名王冰为注，辞理鄙陋，无足取者。"这段话多人误以为是对《素问遗篇》的评价，但《素问遗篇》中如"五疫之至，皆相染易，无问大小，病状相似……不相染者，正气存内，邪不可干"等论述，至理名言，《新校正》岂能评为"辞理鄙陋，无足取者"？细读原文，其实《新校正》的这段评语是针对"托名王冰"的注文而言的。至于《素问遗篇》是否如通常所说"显系后人伪托之作"，"约成书于唐宋间"，似还不能定论。试举疑点数则如下：①王冰自序谓："时于先生郭子斋堂受得先师张公秘本……兼旧藏之卷，合八十一篇，二十四卷，勒成一部。"若仍缺《刺法》、《本病》二篇，则不能云"合八十一篇"。②《新校正》认为王冰所补七篇大论"篇卷浩大，不与《素问》前后篇卷等，又且所载之事，与《素问》余篇略不相通，窃疑此七篇乃《阴阳大论》之文，王氏取以补所亡之卷，犹《周官》亡《冬官》，以《考工记》补之之类也。"王冰所补是否《阴阳大论》之文？《新校正》只是猜测，此处不作讨论。但王冰既已用他书来补《素问》之阙，何必还要仍缺两篇呢？③全元起所注《素问》亡第七卷，该卷篇目亦应同时亡佚。若篇目未亡，王冰将运气七篇大论补入时难以与原书篇目一致。故"刺法论"和"本病论"的篇名，仍以王冰补入的可能性较大，则王冰所补有可能是 9 篇而非 7 篇。从王冰次注《素问》到林亿等《新校正》，时隔 300 年，其间部分篇章（两个遗篇）被人另加"秘藏"不是没有可能。

当然，笔者只是提出疑问，若认为《黄帝内经素问遗篇》一定就是王冰所著补，证据也还不足。

《素问遗篇》的最大成就在于突破了《素问》运气七篇大论的束缚，提出了许多独到的新见解，在运气学说发展史上写下了光辉的一页，足以弥补七篇大论的不足。SARS 的发生，表明《素问遗篇》对疫病发生规律的认识是正确的，假如我们重视和掌握了运气学说这一规律，在 2000 年出现旱情和气温偏高时，就可及早预报和提防 2002～2003 年间可能出现的"金疫"了。重视这一宝贵经验，并进一步加以发掘研究，对今后的防疫，具有重要的意义。

附录4 伏燥论——对 SARS 病机的五运六气分析

运气学说对 2002~2003 年发生肺性疫病的预见，笔者已有阐述。运气学说除可提示疫病发病的时间周期外，对疫病的病因病机分析同样具有重要指导意义。

SARS 患者的证候寒热错杂，燥湿相间，传变不按一般温病的卫气营血或三焦规律，使许多人在辨证时感到迷茫。SARS 是新病种，古无成法可循。清代著名温病学家薛雪说："凡大疫之年，多有难识之症，医者绝无把握，方药杂投，夭枉不少，要得其总决，当就三年中司天在泉，推气候之相乖者在何处，再合本年之司天在泉求之，以此用药，虽不中，不远矣。"

冠状病毒虽为 SARS 的直接致病源，但从运气学说的观点看，疫毒必藉时气而入侵，得伏气而鸱张。从运气的角度分析，三年前的庚辰年刚柔失守产生的"燥"和"热"是伏气，因伏邪直中三阴，故初起即见内热肺燥证象，发病急暴；癸未年的升降失常及二之气的"寒雨数至"造成的"寒"和"湿"则是时气，由疫毒时气引动伏气，燥、热伏郁于内，寒、湿侵淫于外，伏气和时气的交互作用，导致了 SARS 内燥外湿、内热外寒的病机证候特征。晚清名医薛福辰认为凡病内无伏气，病必不重；重病皆新邪引发伏邪者也。故 SARS 的燥热与湿寒相较，应以燥热为重。

我们将收集到的 SARS 病例的有关症状作了运气特点分析，所收资料有中国中医研究院广安门医院用中医药治疗的 42 例及国家中医药管理局编《中医药防治 SARS 学术交流专辑》中有早期症状描述的全部 11 组病例资料。对症候的五运分类，主要依据《内经》病机十九条和刘完素《素问玄机原病式》，大致为：热火类——发热、战栗、烦躁、痰中带血、咽喉肿痛、吐黄浓痰、斑疹、小便短赤、苔黄；湿土类——恶心呕吐、腹泻、脘腹胀满、头身重、食欲不振、浮肿、苔腻；燥金类——胸满、气促、重度乏力、口咽干燥、干咳、咯痰不爽、肢麻、大便干、舌干红；寒水类——畏风寒、形寒肢冷、吐痰清稀、面唇紫绀、小便清长、流清涕、身痛如杖、脉紧迟沉、恐惧、苔薄白；风木类——眩晕、抽风等。

统计结果：燥金类症状所占比例最大，为 49.6%，其次为热火类 37.0%，其他依次为湿土类 9.6%，寒水类 3.7%，风木类 0%（详细统计情况将另文发表）。这一统计结果与运气理论分析完全吻合。尽管对有些症状的五运属性可能存在不同理解，但如此大的数据差别表达的意义还是很明显的。

观 SARS 兼湿患者舌象，舌质多红，苔虽厚腻而又每见裂纹，即是内燥外湿相兼的表现。

综观各种"非典"防治方案，对"非典"的热、毒、瘀、湿、虚诸端，考虑已颇周详，也有医家论及阴证寒疫问题，惟于伏气之燥多未注意，因而对肺燥这一重大病机的处理难中肯綮。

何廉臣《重订广温热论》云："医必识得伏气，方不至见病治病，能握机于病象之先。"大凡伏气皆病发于里，故早期便可见正虚阴伤。"非典"早期即出现极度乏力，恰是伏燥伤肺的重要指证。笔者认为，若外感骤见极度乏力，多为伏燥伤肺所致。

一般将乏力归之热伤气津，但非典患者多为青壮年者，有些患者早期出现极度乏力时，发热时间不长，亦无大汗，若云热伤气津，于理欠通。

刘完素《素问玄机原病式》归纳病机十九条谓："诸气膹郁病痿，皆属肺金"，又云："筋缓者，燥之甚也"。指出了外感急性乏力与肺燥的关系。喻嘉言《医门法律》讲得更明白："病机之诸气膹郁，皆属于肺；诸痿喘呕，皆属于上，二条明指燥病言矣"，"肺气膹郁，痿喘呕咳，皆伤燥之剧病"，"惟肺燥甚，则肺叶痿而不用，肺气逆而喘鸣，食难过膈而呕出。三者皆燥证之极者也"，"诸气膹郁之属于肺者，属于肺之燥，非属于肺之湿也。"

何廉臣《重订广温热论》云："虚燥从伏邪伤阴，阴虚生火，火就燥而成，病势较实火症似缓实重，用药必贵于补。如发于太阴肺者……神多困倦……咽干喉燥，气喘咳逆，或干咳无痰，即有稀痰，亦粘着喉间，咯吐不爽，或痰中间有红丝红点……翻身则咳不休。"（2004 年安徽宋姓患者发病后仅轻度咳嗽，但体位改变即咳剧，表现为明显的"翻身则咳不休"）所述与 SARS 亦颇相类。

明清医家论述伏气时，大多从寒邪伏于少阴立说。清末刘恒瑞《伏邪新书》虽已提到"伏燥"之名，但终因未有亲历，只能笼统言之，一笔带过。SARS 的发生，使我们见识到了邪伏太阴肺的"伏燥"证象。

对"伏燥"的治则，前人缺少系统论述，尤其 SARS 是内燥外湿，《重订广温热论》谓"燥又夹湿之际，最难调治"，故如何处理好润燥与化湿的矛盾，是问题的关键所在。伏燥伤津尤烈，故治疗时当步步顾护阴津。

2003 年不少医生在治疗非典时都注意到化湿问题。但非典之湿是时气，是兼邪，为害轻而易治，化湿时必须强调不能伤津，不宜多用香燥。石寿棠在《医原》中提出治肺燥时需注意"五相反"："燥邪用燥药，一相反也；肺喜清肃，而药用浊烈，二相反也；肺主下降，而药用升散，三相反也；燥邪属气……肺为清虚之脏……苦寒沉降，阴柔滞腻，气浊味厚，病未闭而药闭之，病已闭而药复闭之，四相反也；气分之邪未开，而津液又被下夺，五相反也。"故在用药方面，退热时的辛散发汗，攻毒时的苦寒重剂，补虚时的滋腻厚味，均在避忌之列。

《素问·至真要大论》云："燥淫所胜，平以苦湿（温），佐以酸辛，以苦下之。"石寿棠《医原》认为："苦当是微苦，如杏仁之类，取其通降；温当是温润，非温燥升散之类""辛中带润，自不伤津，而且辛润又能行水，燥夹湿者宜之"。

京皖两地 2004 年春发生的非典病例均未能得到及时确诊。报道讲"因今年非典症状不典型而造成早期未能及时发现"。所谓的"不典型"是将去年非典的临床特征作为标准而言的。按照运气学说，不同的疫病在相同的运气条件下可具有相似的证候特点，而同一病名的疫病在不同运气条件下表现的证候特征又会有所差异。今年的运气特点不同于去年，故非典患者的证候特征与去年也应该有所差别（今年指 2004 年，去年指 2003 年）。

运气学说对 2004 年上半年气候特点的描述是"少阳司天之政，气化运行先天……风乃暴举，木偃沙飞，炎火乃流，阴行阳化，雨乃时应，火木同德。"实际气象情况年初一之气的气温偏高与多风都比较明显，与运气相符且较强烈。

从笔者接触到的安徽病例宋某的情况来看，证情与 2003 年的差别主要有以下几个方面：2003 年 SARS 发热虽多兼恶寒，但寒战少见，符合太阴湿土司天，太阳寒水在泉，癸火郁伏于内的运气特点；2004 年安徽李某初起即出现寒战，据报道北京患者李某亦有寒战，符合少阳相火司天"火木同德"的运气特点。病机十九条云："诸禁鼓慄，如丧神守，皆属于火"；宋某后来出现右下肢淋巴管炎，红肿硬痛，亦属于火。此两则"火"的表现都不同于 2003 年的伏热和郁火。

患者干咳、口唇干燥、神疲乏力，但干咳和呼吸窘迫症状均较轻微，乏力也一般，提示肺燥已不若 2003 年那么严重。

舌苔黄厚不腻，身酸痛一般，基本上无头痛，亦不感觉胸闷，无消化系统其他症状（宋某 4 月 20 号出现呕吐，一因当时并发败血症，高烧休克；二是其母去世，与情绪有关），基本无寒、湿症象。

出现的 SARS 病例证情恰与运气理论和实际气象情况相符。可见，若能重视运气因素的影响，对可能出现的证候变化作出修正性预报，应该可以提高对该病的警惕。

注：本文原刊载于《中国中医基础医学杂志》2005 年 2 月第 11 卷第 2 期 84~85 页。因文章完成于 2004 年，故文章中今年指 2004 年，去年指 2003 年。

附录5 "三虚"致疫——中医学对疫病病因的认识

中医学认为，人是自然的产物，"人以天地之气生，四时之法成"。人与自然是和谐统一的整体。当人与自然的和谐关系遭到破坏，个体不能适应自然变化时，就产生疾病。这是《黄帝内经》最基本的病因观。因此，调整人天关系也就成了中医学治疗疾病的基本思想。

对于疫病的病因，《黄帝内经·素问遗篇》提出了"三虚"说："人气不足，天气如虚……邪鬼干人，致有夭亡……一藏不足，又会天虚，感邪之至也。""天虚而人虚也，神游失守其位，即有五尸鬼干人，令人暴亡也"。

所谓"邪鬼"、"五尸鬼"，在《黄帝内经》中又称为"虚邪贼风"，相当于现代医学的致病微生物，而致病微生物侵犯人体，中医学认为需要具备另外二个条件："天虚"和"人虚"。天虚——自然变化节律的失常，人虚——人群抗病能力的不足，邪虚——直接致病原的侵犯。"三虚"致疫说，较为完整地指出了产生疫病的三大因素。

人和自然都是不断运动变化的物体。人与自然的运动变化，都是有一定节律的，《黄帝内经》总结了自然的周期性变化规律，创立了"五运六气"学说。人体的五脏六腑、十二经络等，都是与自然界的五运六气对应而产生的理论。《黄帝内经·素问遗篇》是讲五运六气的专篇，故文中讲的"天虚"，主要指五运六气的失常。

《黄帝内经》论述疫病的发生，非常注重"伏气"的概念。《黄帝内经·素问遗篇》中有"三年化大疫"的理论，这是中医伏气致疫说的极致。但由于《素问遗篇》的长期失传，此说未能在后世医家中产生大的影响。

西晋王叔和《伤寒例》中说："中而即病者，名曰伤寒；不即病者，寒毒藏于肌肤，至春变为温病，至夏变为暑病。"这段论述有两个毛病，一是"寒毒藏于肌肤"之说纯属臆想，故遭到后世医家的攻击；二是忽略了发生疫病时的"虚邪"因素，容易使人对伏气致疫说产生误解。

东晋医家葛洪《肘后方》注意到了虚邪的因素："其年岁月中有疠气兼挟鬼毒相注，名为温病"。这里的"鬼毒"与《黄帝内经·素问遗篇》的"邪鬼"、"五尸鬼"同义；"温病"在这里是指"瘟疫"，古无"瘟"字，"瘟"写作"温"。

"疠气"应作"戾气"，《诸病源候论》称"乖戾之气"，即不正常的运气。因"戾气"遇上"鬼毒相注"会产生疫疠，故"戾气"也被称作"疠气"。但"戾气"的本义应是疫病未发生前的阴阳乖戾之气，而"疠气"则指已发生疫病后的"疫疠之气"，故"戾气"与"疠气"本应有层面上的差别，不仅是"一声之转"的关系，将"戾气"与"疠气"混称，就模糊了"戾气"作为不正常运气的原始含义。

戾气影响人体可以即时发病，称为"时气病"；可以不即时发病，成为一种潜伏因素，遇到"鬼毒相注"时再发病，这种潜伏因素就叫作"伏气"。古人观察到大的疫病发生前大多先有运气的失常，而且这种运气失常与疫病的发生往往有一段时间间隔，故有"伏气温病"之说。

东汉后期至隋代的历朝政府多次采取了严禁谶纬的政策，"搜天下书籍与谶纬相涉者皆焚之，为吏所纠者至死"（《隋书·经籍志》语）。五运六气虽非谶纬，但因运气学说涉及预测，容易被误解成谶纬（现代也有人把五运六气说成谶纬），因此，严禁谶纬的政策就很可能殃及池鱼，导致五运六气学说的隐伏，这是为什么专论五运六气的《黄帝内经》第七卷会在南北朝时期失传的一个较为合理的解释。

唐代中期王冰发现并在《黄帝内经》中补入了运气七篇大论，以后又发现了专论运气变化与疫病关系的《素问遗篇》，使运气学说重新受到重视。经北宋政府的提倡，运气学说成为宋代医家之显学，宋金元医家论疫病大多会运用到运气学说。

北宋名医庞安时综合运气、体质、地理等因素探讨疫病，认为引发疫病有"寒毒"和"乖气"两种不同原因。庞氏在所著《伤寒总病论》中认为："天行之病，大则流毒天下，次则一方，次则一乡，次则偏着一家，悉由气运郁发，有胜有复，迁正退位，或有先后，天地九室相形，故令升之不前，降之不下，则天地不交，万化不安，必偏有宫分，受斯害气。"北宋其他名医如韩祗和、杨子建、史堪等亦多用运气学说来诠释伤寒。

金元医家基于对五运六气不断变化的认识，认为"五运六气有所更"（刘完素语），"运气不齐，古今异轨"（张元素语），因而详察运气变化，因时制宜，各创新说。金元四大家之一的刘完素应用运气理论研究疫病病因，倡"六气皆能化火"说，突出了"火"在六气中的主导地位。张从正灵活运用运气原理，谓"病如不是当年气，看与何年气相同，只向某年求活法，方知都在至真中。"李东垣侧重于"三虚"因素中人的因素——内伤病机的研究，避免了单一从五运六气论疫病病因的片面性。

明代吴有性则比较注重于对"邪"的因素的研究。吴氏在《温疫论》中认为："温疫之为病，非风非寒，非暑非湿，乃天地之间别有一种异气所感。"他感觉到了直接致病原的存在，他把这种能直接致病的"异气"亦叫作"戾气"（故今人多称其为"戾气说"），但他讲的"戾气"已完全不同于古人"乖戾之气"的概念了。吴有性的戾气说基本排斥了"天虚"——五运六气的因素，其"戾气"只相当于前人的"鬼邪"、"鬼毒"一类概念。尽管其对直接致病原的认识较前人的"鬼邪""鬼毒"等说有所深化，但整体观念已从前人的立场上倒退。由于吴氏的戾气论接近于西方医学致病微生物的观点，故在近现代受到较多推崇，有些人常借吴氏之说来批判运气和伏气致疫说。

清代温病学家仍大多注重五运六气与疫病发生的关系，研究内容丰富多彩。

温病四大家之首的叶天士作《三时伏气外感篇》，在疫病病因上发挥了六气说；叶氏还据五运六气理论创制了甘露消毒丹等名方。与叶天士齐名的薛雪提出："凡大疫之年，多有难识之症，医者绝无把握，方药杂投，夭枉不少，要得其总诀，当就三年中司天在泉，推气候之相乖者在何处，再合本年之司天在泉求之，以此用药，虽不中，不远矣。"依据的是《素问遗篇》三年化疫理论。《伤寒温疫条辨》开篇便是"治病须知大运辨"，将运气病因分为大运和小运，认为疫病的病因"总以大运为主"，"民病之应乎运气，在大不在小，不可拘小运，遗其本而专事其末也。"余霖《疫疹一得》强调"医者不按运气，固执古方，百无一效"，其治疫名方清瘟败毒饮即是据火年运气立的方。刘奎《松峰说疫》卷六为"运气"专卷，撰有"五运五郁天时民病详解"篇，论述疫病病因多联系"五运郁发"，突出一个"郁"字。制方也从治郁入手。吴瑭《温病条辨》观察到痘证的发病与运气的关系，提出"民病温疠之处，皆君相两火加临之候，未有寒水湿土加临而病温者"，并批评了吴有性"不明伏气为病之理。"

晚清温病学名家柳宝诒的《温热逢源》是讨论伏气温病的专著。他指出："就温病言，亦有两证：有随时感受之温邪，如叶香岩、吴鞠通所论是也；有伏气内发之温邪，即《内经》所论者是也。"

近现代中医对疫病病因的研究相对较少，特别是从五运六气角度对疫病病因的研究者寥寥。认为西医对流行性传染病的病因已较清楚，再从中医病因学的角度去研究似乎已无多大意义，故在目前的中医教科书中，重视直接致病原而淡化自然"六气"的倾向较为突出。有些教科书和温病学著作为了向西医传染病的病因学靠拢，直接把疫病病因称为"温热病毒"，认为发生温病的主要原因并不是四时的气候变化，而是某种特定的"邪毒"。"邪毒"在这里已是细菌、病毒等致病微生物的代称，这是试图用西医的病因学来替代中医的疫病病因理论。

明确病因是中医辨证论治的基础。对疫病来说，不能正确把握"六气"病因，就难以在辨证论治中体现天人相应的中医本色。按照西医的病因观，就会置重点于寻找对付直接致病原的方药，失去中医药调整人天关系的治疫特色。

2002～2003年发生的SARS，引起了中医界对五运六气与疫病关系的重新重视。我们在研究中发现，按照《素问遗篇》"三年化疫"的理论，根据2000年的运气和气象特点，可以明确预见到2002～2003年间将发生"金疫"——肺性疫病的大流行；依据运气理论，对2003年SARS的高峰与消退时间及下半年是否复发等，也可做出较准确的判断。国家中医药管理局"运用五运六气理论预测疫病流行的研究"课题所作2004～2006年疫情的预测，与实际情况基本相符。

今年年初，我们又对今年的疫情做出了预警，把主疫情发生的时间节点判断为二之气中期（二之气是3月20日～5月21日）；在三、四月份手足口病肆虐时，我们按照运气理论判断"手足口病不是今年的主疫情"，并在一些人认为 5~7 月将出现手足口病高峰时，做出了"5 月后可望缓解，不必担心 5~7 月会再出现高峰"的预测意见。并在预测预警报告中还指出：根据运气理论，今年疫病的中医病机和证候特征，应注重于湿、寒方面。

据《纽约时报》的消息，一名美国顶级传染疾病专家称，许多得了甲型 H1N1 流感、甚至病情很重的患者，都没有出现发烧症状。病毒的这种奇怪症状可能会增加控制疫情的难度。

美国专家 Richard P. Wenzel 医生在两家医院里，观察到三分之一的甲型 H1N1 流感患者在观察期间没有出现发烧症状。"这让我和我的同事们很惊讶，因为教科书告诉我们，当得了流感时，有 90% 的概率会出现发烧和咳嗽"，Wenzel 医生如是说。

曾任国际传染病学会会长的 Wenzel 医生同时也说道，两家医院的患者中有 12% 除了出现诸如咳嗽、呼吸困难等呼吸道症状外，还腹泻得很厉害。许多这样的患者会连续三天，每天排便六次（《羊城晚报》5 月 19 日的报道称："25% ~38% 的病例出现腹泻或呕吐"）。

甲型流感出现上述症状特点，使西方的传染病专家感到"惊讶"，但从中医五运六气的角度看，不一定发热和多出现腹泻，恰恰是中医湿、寒病机的证候表现。以上说明前人通过几千年的观察和实践总结出来的五运六气理论，反映了一定的自然规律，已能为疫病的发生和消退时间及证候特点提供重要参考，值得我们去深入研究。

致病微生物会不断变异，新的致病微生物会不断产生。针对冠状病毒的特效药还没有研制成功，H5N1 来了；H5N1 的问题没有解决，又出现了 A (H1N1)。所以在疫病的防治问题上，不能仅仅盯住致病微生物，老是被动地跟在致病微生物后面跑。事实启示我们，在疫病的病因问题上，只讲致病微生物是远远不够的，人体的抗病能力，致病微生物的传染力和生物学特性，都受制于自然大环境的变化条件。

运用五运六气理论，把握好疫病的发生、发展规律，有可能发扬"上工治未病"的精神，在与致病微生物的斗争中，变被动为主动。以五运六气的研究为突破口，有望重构中医学天、人、邪一体的外感病因学说，提高中医药防疫治疫的水平。

中医天、人、邪三因致疫学说，将是对西方医学流行性传染病病因学的必要补充和重大突破！

注：本文原刊载于《中国中医基础医学杂志》2009 年 5 月第 15 卷第 5 期 350~351 页。

附录6　从五运六气看六经辨证模式

已故中医学家方药中先生曾指出：五运六气学说"是中医理论的基础和渊源"。近现代的中医界，由于摒弃了运气学说，对中医基本理论中的许多重要概念已经说不清楚了，"六经"问题就是一典型例子。有人认为"六经辨证实即八纲辨证，六经名称本来可废"，甚而批评张仲景《伤寒论》"沿用六经以名篇，又未免美中不足"。六经辨证是中医基础理论中极为重要的内容，六经的存废非同小可！本文拟据运气理论对六经辨证的原义和实质试作阐释，借此说明运气学说的重要意义。

中医学中将疾病分属三阴三阳（太阳、阳明、少阳，太阴、少阴、厥阴）进行辨证论治的方法，习称"六经辨证"。《素问·热论》首先将热病分作三阴三阳六个阶段；至东汉张仲景的《伤寒论》，以三阴三阳为辨证纲领，树立了中医辨证论治的光辉典范，对中医学的发展产生了极大影响。但是，"六经"的实质是什么，后世医家颇多争议。

讨论六经实质，关键在对"三阴三阳"的理解。目前通常的解释认为：三阴三阳是阴阳的再分，事物由阴阳两仪各生太少（太阴、少阴，太阳、少阳）而为四象，进而又分化出非太非少的阳明和厥阴，形成三阴三阳。有人认为《素问·热论》的六经以表里分阴阳，《伤寒论》六经则以寒热分阴阳。若按此理解，三阴三阳表达的仅是寒热的甚微和表里的深浅。但作为辨证纲领的六经，并没有把热象最著或阳气最盛的病叫太阳病，也没有把寒象最重或阳气将绝，抑或传变到最里的病叫太阴病。且太阳主表，何以不联系主皮毛的肺卫而与膀胱配应？为什么温邪外感就不是先犯太阳？太阴若为阴之极，为什么《伤寒论》太阴病提纲云："太阴之为病，腹满而吐，食不下，自利益甚，时腹自痛。"讲的仅是一般脾胃消化道症状？太阴病的第二条是"太阴中风，四肢烦痛"，第四条是"太阴病，脉浮者，可发汗，宜桂枝汤"，均不能以寒盛里极作解释。日本汉方医家把少阴病说成是"表阴证"，但《伤寒论》少阴病多亡阳危候，论中列出的"难治"、"不治"、"死"的条文就有8条之多，远较太阴和厥阴病深重，其证候性质能以"表阴"概括吗？等等此类的问题，显然不是简单的阴阳再分或八纲说所能解释清楚。三阴三阳的概念不搞清楚，六经的实质就永远是个谜。

三阴三阳理论是中医阴阳学说的一大特色。《黄帝内经·素问》论述三阴三阳的篇名叫"阴阳离合论"，这就明确指出了三阴三阳与"阴阳离合"密切相关。什么叫"阴阳离合"呢？《史记·历书》说："以至子日当冬至，则阴阳离合之道行焉。"说明三阴三阳的划分是以一年中阴阳气的盛衰变化为依据，三阴三阳表述的是自然界阴阳离合的六种状态。《素问·阴阳离合论》云："圣人南面而立，前曰广明，后曰太冲；太冲之地，名曰少阴；少阴之上，名曰太阳……广明之下，名曰太阴；太阴之前，名曰阳明……厥阴之表，名曰少阳。是故三阳之离合也，太阳为开，阳明为阖，少阳为枢……三阴之离合也，太阴为开，厥阴为阖，少阴为枢。"图示如下图1、2。

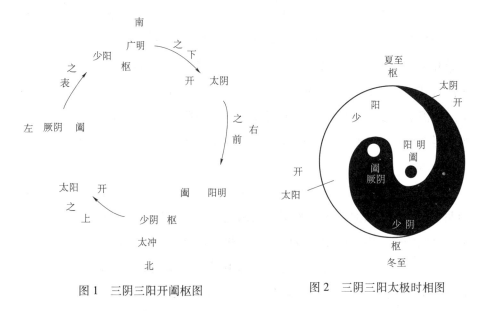

图1　三阴三阳开阖枢图　　　　　图2　三阴三阳太极时相图

三阳之开、阖、枢，为什么太阳为开，少阳为枢，阳明为阖呢？从图1、图2可以看到，太阳在东北方，冬至过后，正是阳气渐开之时，故为阳之

"开"；阳明在西北方，阳气渐收，藏合于阴，故为阳之"阖"；少阳在东南方，夏至太阳回归，阴阳转枢于此，故为阳之"枢"。三阴之开、阖、枢同理：太阴在西南，夏至以后，阴气渐长，故为阴之"开"；厥阴居东向南，阴气渐消，并合于阳，故为阴之"阖"；少阴在正北方，冬至阴极而一阳生，故为阴之"枢"。

笔者认为老子《道德经》中"三生万物"之"三"，指的就是自然之气的开、阖、枢。宇宙由太极生阴阳，阴阳之气有了开、阖、枢三种运动变化状态，于是化生万物。有人引用《周易·系辞》的天、地、人三才说来解释老子"三生万物"之三，但人是由"三"产生的万物之一，而不应是生成万物的不可缺少的基本元素，否则，没有人的地方的万物怎么产生呢？故以《周易·系辞》的"三才"来解释老子的"三生万物"，于理欠通。三阴三阳的开、阖、枢，决定了"六经"各自的属性和不同特点。需要用五运六气在不同时空方位阴阳气的状态来理解三阴三阳。从五运六气看六经，以往六经理论中的一些难题，就大多可以得到较为合理的解释。

例如：风寒外感，何以先犯足太阳？为什么温邪外感又首先犯手太阴肺？按三阴三阳六气开阖枢方位，太阳在东北，阳气始开之位；太阴在西南，阴气始开之位。《素问·五运行大论》云："风寒在下，燥热在上，湿气在中，火游行其间。"寒为阴邪，故风寒下受，宜乎先犯足太阳。温热在上，又属阳邪，故温邪上受，就要先犯手太阴。气分是阳明，营分血分是内入少阴。可见六经辨证和卫气营血辨证的理论基础都是三阴三阳，用三阴三阳模式就可以把两者统一起来。

《素问·六微旨大论》论标本中见曰："少阳之上，火气治之，中见厥阴；阳明之上，燥气治之，中见太阴；太阳之上，寒气治之，中见少阴；厥阴之上，风气治之，中见少阳；少阴之上，热气治之，中见太阴；太阴之上，湿气治之，中见阳明。"六经表里相配：实则太阳，虚则少阴；实则阳明，虚则太阴；实则少阳，虚则厥阴。有人问：为什么不是太阳和太阴、少阳和少阴、阳明和厥阴互相中见和互为表里？试看上述三阴三阳开阖枢图，太阳与少阴同居北方，均含一水寒气；阳明与太阴同居西方，均含四金燥气；少阳与厥阴同居东方，均含三木风气。明白了这一关系，它们之间互相中见和互为表里的道理就容易理解了。

由此联系到中医的伏邪学说。前人认为寒邪"无不伏于少阴"。为什么伏于少阴呢？因少阴和太阳同处北方时位，寒邪从北方入侵，体实则从太阳而发（所谓"实则太阳"），体虚则心肾阳气受损，发病时呈现出少阴病特征，故称"邪伏少阴"。再看 SARS，按"三年化疫"理论，病邪应属伏燥，燥邪多从西方犯太阴阳明之地，故 SARS 呈现出伏燥发于太阴而伤肺的特征。

《素问·热论》描述六经传变，只涉及足之六经而未及手六经。《伤寒论》的六经辨证，基本上继承了《素问·热论》六经的概念。经北宋朱肱的发展，遂有"六经传足不传手"之说。后人对此多存疑问，不知其所以然。如方有执在《伤寒论条辨或问》中说："手经之阴阳，居人身之半；足经之阴阳，亦居人身之半。若谓传一半不传一半，则是一身之中，当有病一半不病一半之人也。天下之病伤寒者，不为不多也，曾谓有人如此乎？"从阴阳离合的开、阖、枢方位可知，三阴三阳与经络的配应，确乎先从足六经开始。

再从三阴三阳与脏腑的联系看，足六经与脏腑的关系是太阳——膀胱，阳明——胃，少阳——胆，太阴——脾，少阴——肾，厥阴——肝。若谓六经模式由八纲辨证归纳而来，何以忽略了人体最重要的器官心和肺呢？从三阴三阳开阖枢方位图可知，心所处的正南和肺所处的正西都不是三阴三阳的正位。南北对冲，正北为少阴，故心称手少阴；少阴也缘心火而配属"君火"，少阴病多心肾阳衰证候。西方属太阴阳明之地，"实则阳明，虚则太阴"，肺称手太阴，辨证宜从阳明太阴中求之。

人气应天，"天有六气，人以三阴三阳而上奉之。"三阴三阳既是对自然界阴阳离合的六个时空段的划分，也是对人体气化六种状态的表述。三阴三阳在天为风木、君火、相火、湿土、燥金、寒水六气，在人则各一脏腑经络。清代张志聪《伤寒论集注·伤寒论本义》在阐述六经时云："此皆论六气之化本于司天在泉五运六气之旨，未尝论及手足之经脉"。张氏强调六经是"六气之化"是对的，但"六经"不是经络而又不离经络；不是脏腑却可统赅脏腑；不是风、寒、暑、湿、燥、火六气，但又与风、寒、暑、湿、燥、火密切相关。正是有了三阴三阳辨证，故伤寒学家强调"伤寒之法可以推而治杂病"。"六经岂独伤寒之一病为然哉，病病皆然也。"山西老中医李可先生治疗内科急危重症疑难病，常用六经辨证而获奇效。他的体会是伤寒六经辨证之法，统病机而执万病之牛耳，则万病无所遁形。

学者认为，《伤寒论》中的方剂主要源自《汤液经法》，但为什么《汤液经法》未能像《伤寒论》那样对后世产生如此巨大的影响呢？原因在于张仲景发展了六经辨证体系。陶弘景的《辅行诀脏腑用药法要》也取材于《汤液经法》，但采用的是五行脏腑辨证模式，影响就远不如《伤寒论》而少有流传。讲《伤寒论》不能不讲六经辨证。可以说，没有六经辨证，就不会有《伤寒论》如此高的学术地位。

日本的古方派医生不重视《黄帝内经》，其代表人物吉益东洞甚而否定阴阳五行和脏腑经络学说，认为《伤寒论》"论不可取而方可用"。他们割裂《伤寒论》与《黄帝内经》的联系，不去研究《黄帝内经》中三阴三阳的深意，只研究《伤寒论》的方证和药征。日本古方派的观点在很大程度上影响了近现代中国的一些学者，"六经可废论"就是这一影响下的产物。

王永炎等将证候的动态演化性概括为"动态时空"特征，三阴三阳之间是有序的动态时空变化。三阴三阳辨证，可较好地反映疾病发生时内外环境整体变化的动态时空特征，绝非八纲辨证可以替代。

理清"六经"理论与五运六气的关系，对正确理解和运用六经辨证的理论，评估六经辨证的价值地位，具有极为重要的意义。

注：本文原刊载于《中华中医药杂志》2006 年 8 月第 21 卷第 8 期 451~455 页

附录7 《内经》运气病释

陈无择《三因方》附子山萸汤①。

此以六甲年太宫运，岁土太过，雨湿流行，土胜木复，而民病焉。故宜以此方治之。

附子片炮、山茱萸、乌梅肉、木瓜、肉豆蔻、姜半夏、丁香、木香、生姜、大枣。缪问解此方曰：敦阜之纪，雨湿流行，肾中真气被遏，则火之为用不宣，脾土转失温煦，此先后天交病之会也。经谓：湿淫于内，治以苦热。故以附子大热纯阳之品，直达坎阳，以消阴翳，回厥逆而鼓少火，治肾而兼治脾。但附子性殊走窜，必赖维持之力而用始神，有如真武汤之于白芍，地黄饮之于五味是也。此而不佐以萸肉之酸收，安必其入肾而无劫液之虑？不偕以乌梅之静镇，难必其归土而无烁肺之忧。得此佐治，非徒阳弱者赖以见功，即阴虚者亦投之中綮②矣。然腹满溏泄，为风所复，土转受戕，则治肝亦宜急也。脏宜补，既有萸肉以培乙木；腑宜泻，更用木瓜以泄甲木。所以安甲乙者，即所以资戊己也。肉、果辛温助土，有止泻之功，兼散皮外络下诸气，治肉痿所必需。再复以半夏之利湿，丁、木香之治胃，木瓜、乌梅之疗痿，生姜、大枣之和中，眼光四射矣。风气来复，有味酸群药补之、泻之，尚何顾虑之有哉。

陈无择《三因方》白术厚朴汤

此以六己年少宫运，岁土不及，风乃盛行，木胜金复，而民病焉。故宜

---

① "陈无择"句：陆懋修以下所选方剂均出自宋·陈无择《三因方》，对方剂的解释则选取了清·缪问之论。但方解中论述的药物与原方所载药物有时有出入。下同。

② 綮（qìng，音庆）筋骨结合处。此喻关键之处。

以此方治之。

白术厚朴汤：白术、厚朴、桂心、青皮、甘草炙、藿香、干姜炮、半夏。缪问解此方曰：岁土不及，寒水无畏，风乃大行。民病飧泄、霍乱等证，皆土虚所见端。但土虚则木必乘之，是补太阴必兼泄厥阴也。夫脾为阴土，所恶者湿，所畏者肝，其取资则本于胃。古人治脾必及胃者，恐胃气不得下降，则脾气不得上升，胃不能游溢精气，脾即无所取资。故君以白术，甘苦入脾。燥湿即佐以厚朴，苦温平胃理气，是补脏通腑之法也。肝为将军之官，乘土不足而陵犯中州，是宜泄之。桂心辛甘，泄肝之气；青皮苦酸，泄肝之血，辛酸相合，足以化肝。复以甘草缓肝之急，监制过泄之品，毋令过侵脏气。再合藿香之辛芬，横入脾络；炮姜之苦辛，上行脾经；半夏之辛润，下宣脾气。其种种顾虑，总不外乎奠安中土使脾气固密，自不畏乎风气之流行矣。金气来复，又得厚朴、半夏，泻肺气之有余，不用苦寒戕土，即《内经》以平为期，不可太过之义也。是方不用姜、枣，以脾之气分受邪，无藉大枣入营之品，且畏姜之峻补肝阳。锦心妙谛，岂语言所能推赞哉。

陈无择《三因方》紫菀汤

此以六乙年少商运，岁金不及，炎火乃行，火胜水复，而民病焉。故宜以此方治之。

紫菀汤：紫菀茸、桑白皮、人参、黄芪、地骨皮、杏仁、白芍药、甘草、生姜、大枣。缪问解此方曰：凡岁金不及之年，补肺即当泻火，以折其炎上之势。若肺金自馁，火乘其敝，民病肩背痛，瞀重，鼽嚏，便血，注下，不救其根本可乎哉？盖肩背为云门中腑之会，肺脉所循，鼻为肺窍，肺伤则鼽嚏。肺与大肠为表里，气不下摄，则为便血、注下。脏病而腑亦病，此时唯有清火止泄一法，急补肺金，斯为得耳。紫菀苦温，下气和血，寒热咸治。桑皮甘寒，补血益气，吐畜所需。而尤赖参、芪固无形之气，即以摄走泄之阴也。气交之火必潜伏金中，地骨皮甘平微苦，能泻肺中伏火，止其血之沸腾。又肺苦气上逆，泄之以杏仁之苦。肺欲收，敛之以白芍之酸。合之甘草补土生金，姜、枣调和营卫，缓诸药于至高之分，而参、芪得收指臂之功。为水所复，不用别药，盖补土可以生金，而实土即以御水也。

陈无择《三因方》牛膝木瓜汤

此以六庚年太商运，岁金太过，燥气流行，金胜火复，而民病焉。故宜以此方治之。

牛膝木瓜汤：牛膝、木瓜、白芍药、杜仲、黄松节、菟丝子、枸杞子、天麻、生姜、大枣、甘草。缪问解此方曰：此治岁金太过，肝木受邪之方也。夫金性至刚，害必凌木，民病两胁与少腹痛，目赤痛，肩背至胕足皆痛。是非肝为金遏，郁而不舒，胡上下诸痛悉见耶？盖肝藏血，而所畏惟金。肺气逆行，不独上蒙清窍，且无以荣养百骸，缘见诸痛。及其火复阴伤，更致气血交病，用药之例，补肝血者可以从酸，补肝气者必不得从辛矣。何则？酸可育肝之阴，辛则劫肝之血也。故方用牛膝酸平下达为君，木瓜酸温舒筋为臣。而即佐以白芍，和厥阴之阴，且制肺金之横。杜仲养风木之气，自无辛烈之偏。同为气血交补，义仍重取肝阴，最为有见至。松节利血中之湿，且治关节之痛。菟丝子入三阴之经，专助筋脉之力。复以枸杞甘平润肺，合之天麻辛温息风，金安而木亦平，此则柔克之道也。顾虑周密，虽有火气来复，喘咳气逆等证，亦可无忧矣。

陈无择《三因方》黄连茯苓汤

此以六丙年太羽运，岁水太过，寒气流行，水胜土复，而民病焉。故宜以此方治之。

黄连茯苓汤：黄连、黄芩、赤茯苓、半夏、通草、车前子、甘草、远志、麦冬、生姜、大枣。缪问解此方曰：岁水太过，寒气流行，邪害心火。此而不以辛热益心之阳，何耶？按：六丙之岁，太阳在上，泽无阳焰，火发待时。少阴在上，寒热陵犯，气争于中。少阳在上，炎火乃流。阴行阳化，皆寒盛火郁之会也。故病见身热，烦躁，谵妄，胻肿，腹满等证，种种俱水湿郁热见端。投以辛热，正速毙耳。丙为阳刚之水，故宗《内经》气寒气凉，治以寒凉立方，妙在不理心阳而专利水清热。以黄连之可升可降，寒能胜热者，平其上下之热。更以黄芩之可左可右，逐水湿清表里热者，泄其内外之邪。茯苓、半夏通利阳明。通草性轻，专疗浮肿。车前色黑，功达水源。甘草为九土之精，实堤御水，使水不上陵于心，而心自安也。心为君主，义不受邪，仅以远志之辛，祛其谵妄，游刃有余。心脾道近，治以奇法也。但苦味皆从火化，恐燥则伤其娇脏，故佐以麦冬养液保金，且以麦冬合车前，可已湿痹，具见导水功能。土气来复，即借半夏之辛温以疏土。实用药之妙，岂思议所可及哉。

陈无择《三因方》五味子汤

此以六辛年少羽运，岁水不及，湿乃盛行，土胜木复，而民病焉。故宜以此方治之。

五味子汤：五味子　附子片　熟地黄　巴戟天　鹿茸　山茱萸　杜仲炒生姜　盐

缪问解此方曰：辛年主病，身重，濡泄，寒疡，足痿，清厥等证，皆涸流之纪，肾虚受湿也。然而淡渗逐湿则伤阴，风药胜湿益耗气，二者均犯虚虚之戒矣。盖肾中之阳弱，少火乏生化之权则濡泄，肌肉失温煦之运则湿不行，因而入气分则为身重，入分血则为寒疡。肾中之阴弱，则痿痛而烦冤，即《内经》所称内舍腰膝，外舍谿谷。皆湿之为害也。故君以五味子之酸收，收阴阳二气于坎中。臣以直入坎宫之附子，急助肾阳，遍走经络，逐阴霾，破竹之势又非他药可及者。再佐以熟地甘苦悦下之味，填补肾阴，助五味子固护封蛰。治肾之法，无遗蕴矣。巴戟甘温入阴，除痹有效。鹿茸咸温补血，益髓称神。精不足者，补之以味是也。为木所复，目视眈眈，筋骨痠楚，肝虚可知。肝欲辛，补以杜仲之辛。肝喜酸，与之以萸肉之酸。况二药并行，能除湿痹而利关节，补肝即所以益肾，又子能令母实之意，非独治其来复也。

陈无择《三因方》苁蓉牛膝汤

此以六丁年少角运，岁木不及，燥乃盛行，金胜火复，而民病焉。故宜以此方治之。

苁蓉牛膝汤：苁蓉、熟地黄、牛膝、当归、白芍药、木瓜、甘草、乌梅、鹿角、生姜、大枣。缪问解此方曰：此与六庚年之牛膝汤同为补肝之剂，而补之之法大有径庭矣。民病胠胁少腹痛，厥阴之经下络少腹，肝虚则阳下陷而为痛，木动则风内攻而为肠鸣鹜溏。是年风燥火热，多阳少阴，不资液以救焚，则熇熇之势遂致燎原，是当藉天一之水以制其阳焰者也。但肾为肝母，徒益其阴，则木无气以升，遂失春生之性；仅补其阳，则木乏水以溉，保无陨落之忧？故必水火双调，庶合虚则补母之义。苁蓉咸能润下，温不劫津，坎中之阳所必需。熟地苦能坚肾，润以滋燥，肾中之阴尤有赖。阴阳平补，不致有偏胜之虞矣。合之牛膝酸平达下，再复归、芍辛酸化阴，直走厥阴之脏，血燥可以无忧。但为火所复，而为寒热、疮疡，则一从少阳始，一从少阴来也。木瓜之酸泄少阳，甘草之甘泻少阴，乌梅止溏泄，鹿角主疮疡，姜、枣和营卫。同一补肝，而法有不同如此。

陈无择《三因》茯苓汤

此以六壬年太角运，岁木太过，风气流行，木胜金复，而民病焉。故宜以此方治之。

茯苓汤：白茯苓、白术、甘草、草果、厚朴、半夏、干姜炮、青皮、生姜、大枣。缪问解此方曰：发生之纪，风气流行，木旺肝强，脾土受邪之会也。民病飧泄，食减，体重，烦冤，肠鸣，腹满，甚则忽忽善怒，肝木乘脾极矣。是当用肝病实脾法以为根本之地。夫风淫所胜，治以苦甘，而治脏必先通腑。故君以茯苓，通利脾家之湿。而即臣以白术、甘草，一苦一甘，补脾之体。佐以草果、厚朴，辛香导滞，宣脾之用。健运不怠，脏腑有交赖矣。半夏助辛淡之用，炮姜资焦苦之功，治脾之法已尽乎此。而风淫所胜，平之宜急，加以青皮之酸，合之甘草之甘，所谓以酸泻之、以甘缓之是也。金气来复，胁痛而吐，木益病矣。泻之、缓之，已备具于诸药之中。使以姜枣调营益卫，为治中所必需。信乎！治病之必求于本也。

陈无择《三因方》麦门冬汤

此以六戊年太徵运，岁火太过，炎暑流行，火胜水复，而民病焉。故宜以此方治之。

麦门冬汤：麦门冬、人参、桑白皮、紫菀茸、半夏、甘草、白芷、竹叶、生姜、大枣。缪问解此方曰：岁火太过，炎暑流行，热甚则燥，肺金受其侮矣。民病疟，少气，血溢泄等证，肺脏被烁可知。此而不阴阳并补，则金败水竭，火无所畏，多将熇熇矣。麦冬养肺之阴，人参益肺之气。张洁古谓参味苦甘，甘能泻火，麦冬味苦兼泄心阳，且救金，且抑火，一用而两擅其长，肺之欲有不遂者乎？然肺为多气之脏，益之而无以开之亦不可也。桑皮甘寒，紫菀微辛，开其膹郁，藉以为止血之功。再用半夏、甘草以益脾土，虚则补其母也。白芷辛芬，能散肺家风热，治胁痛称神。竹叶性升，引药上达。补肺之法，无余蕴矣。水气来复，实土即可御水，又何烦多赘乎？要知此方之妙，不犯泻心苦寒之品最为特识。盖岁气之火属在气交，与外淫之火有间，设用苦寒，土气被戕，肺之化源绝矣。是方也，惟肺脉微弱者可用。若沉数有力及浮洪而滑疾者，均非所宜。此中消息①，愿后贤会之。

陈无择《三因方》黄芪茯神汤

此以六癸年少徵运，岁火不及，寒乃盛行，水胜土复，而民病焉。故宜以此方治之。

黄芪茯神汤：生黄芪、茯神、紫河车、远志、酸枣仁、生姜、大枣。缪问解此方曰：六癸之水，其脏为心，其发为痛。揆厥病情，无一非心血不足见端。盖心为生血之脏，血足则荣养百骸，不足则病多傍见，如胸胁膺背诸痛，甚则屈不能伸。而肩臂之络如青灵、少海诸穴，咸系于心。则止痛必专补血，从可知矣。方用黄芪走表止痛于外。茯神入心，益气于中。而即以河车，血肉有情补其心血。远志挈离入坎，育其心神。药物无多，简而该②，切而当矣。土气来复，反侵水脏，亦足妨心。佐以苡米，甘淡悦脾，即有治痿之功，而又借以交通心肾。盖婴儿姹女，必媒合于黄婆。此治心肾者，所以必兼治脾也。要之，气交之病，多属脏气侵陵，非如六腑之可泻。即偶用以佐治，亦不可以太过。天干十方，具本此义。特为拈出，可为世之操刃者顶门下一针矣。

陈无择《三因方》敷和汤

此以巳亥十年，厥阴司天，少阳在泉，风燥火热之气见于气交，而民病焉。故宜以此方治之。

敷和汤：半夏、茯苓、酸枣仁生、甘草炙、五味子、干姜炮、枳实、青皮、诃子、大枣。

初之气，阳明加临厥阴，本方加牛蒡子。

二之气，太阳加临少阴，本方加麦冬、山药。

三之气，厥阴加临少阳，本方加紫菀。

四之气，少阴加临太阴，本方加泽泻。

---

① 消息：斟酌变化。
② 该：通"赅"，包括，完备。

五之气，太阴加临阳明，依本方。

终之气，少阴加临太阳，依本方。

缪问解此方曰：风木主岁，经谓热病行于下，风病行于上，风燥胜复形于中，湿化乃行。治宜辛以调其上，咸以调其下。盖辛从金化能制厥阴，咸从水化能平相火。揆厥病机，或为寒，或为热，或为温厉。病非一端，气原庞杂，用药非具卓识，又何从而措手哉？此方配合气味尤妙，论其气则寒热兼施，论其味则辛酸咸合用。有补虚，有泻实，其大要不过泻火平木而已。半夏辛能润下，合茯苓之淡渗，祛湿除黄。枣仁生用，能泻相火。甘草炙用，能缓厥阴。《别录》载五味子除热有专功，故风在上以甘酸泄之，而火在下以咸温制之也。再加炮姜以温上年未退之寒，枳实以泄本年中之湿。青皮、诃子，协大枣醒胃悦脾，无邪不治矣。初之气，加牛蒡之辛平，导炮姜之辛温以散寒。二之气，病反中热，加麦冬以清金，山药以益土。三之气，木邪内肆，加紫菀佐金平木。四之气，湿热交甚，加泽泻以逐湿，山栀以清湿中之热。五气、终气，并从本方。药味无多，丝丝入扣。世谓司天板方，不可为训，岂其然哉。

按：缪氏于"初气民病寒于右"之下，解作"右胁"，因谓炮姜能温右胁之寒，此误也，故改之。

陈无择《三因方》正阳汤

按：陈氏以平气升阳二字归诸少阳相火，故于少阴君火之年以正阳名其方。

此以子午十年，少阴司天，阳明在泉，水火寒热之气见于气交，而民病焉。故宜以此方治之。

正阳汤：当归、川芎、元参、旋覆花、白薇、白芍药、桑白皮、甘草、生姜。

初之气，太阳加临厥阴，本方加升麻、枣仁。

二之气，厥阴加临少阴，本方加车前子、白茯苓。

三之气，少阴加临少阳，本方加麻仁、杏仁。

四之气，太阴加临太阴，本方加荆芥、茵陈。

五之气，少阳加临阳明，依本方。

终之气，阳明加临太阳，本方加苏子。

缪问解此方曰：少阴司天之岁，经谓热病生于上，清病生于下，寒热固结而争于中。病咳喘，血溢泄，及目赤心痛等证，寒热交争之岁也。夫热为火性，寒属金体，用药之权，当辛温以和其寒，酸苦以泄其热，不致偏寒偏热，斯为得耳。君当归，味苦气温，可升可降，止诸血之妄行，除咳定痛，以补少阴之阴。川芎味辛气温，主一切血，治风痰饮发有神功。元参味苦咸，色走肾，而味入心，偕旋覆之咸能软坚、白薇之咸以泄热者，合《内经》咸以调其上之法也。白芍酸苦微寒，主邪气而除血痹，偕桑皮之泻肺火而散瘀血者，合《内经》酸以安其下之义也。诸药既有维持上下之功，复加甘草、生姜，一和一散，上热下清之疾胥蠲①矣。初之气加升麻之升清阳，酸枣之除烦渴，以利其气郁。气利则诸痛自止。二之气加车前以明目，茯苓以通淋。三之气加麻、杏二味，一以润燥，一以开肺。四之气加荆芥，入木泄火，止妄行之血。茵陈入土除湿，去淤热之黄。陈氏藏器谓荆芥搜肝风，治劳渴、嗌干、饮发均为专药。五之气依正方。终之气加苏子以下气。传曰：刚克柔克，真斯道之权衡也。

陈无择《三因方》备化汤

此以丑未十年，太阴司天，太阳在泉，湿寒之气见于气交，而民病焉。故宜以此方治之。

备化汤：附子片炮、生地黄、茯苓、覆盆子、牛膝、木瓜、生姜、甘草。

初之气，厥阴加临厥阴，依本方。

二之气，少阴加临少阴，本方去附子，加防风、天麻。

三之气，太阴加临少阳，本方加泽泻。

四之气，少阳加临太阴，依本方。

五之气，阳明加临阳明，依本方。

终之气，太阳加临太阳，依本方。

缪问解此方曰：丑未之岁，阴专其令，阳气退避，民病腹胀，胕肿，痞逆，拘急，其为寒湿合邪可知。夫寒则太阳之气不行，湿则太阴之气不运。君以附子大热之品，通行上下，逐湿祛寒。但阴极则阳为所抑，湿中之火亦

---

① 胥蠲：全部消除。

能逼血上行，佐以生地凉沸腾之势，并以制辛烈之雄。茯苓、覆盆，一渗一敛。牛膝、木瓜，通利关节。加辛温之生姜，兼疏地黄之腻膈。甘温之甘草，并缓附子之妨阴，谓非有制之师耶？二之气热甚于湿，故加防风走表以散邪，天麻息风以御火。三之气湿甚于热，故加泽泻以利三焦决渎之道。余气并依正方。抑其太过，扶其不及，相时而动，按气以推。非深明于阴阳之递嬗①、药饵之功用者，乌足以语于斯？

陈无择《三因方》升明汤

此以寅申十年，少阳司天，厥阴在泉，风热之气见于气交，而民病焉。故宜以此方治之。

升明汤：酸枣仁生、熟各半，车前子，紫檀香，蔷薇，青皮，半夏，生姜，甘草。

初之气，少阴加临厥阴，本方加白薇、元参。

二之气，太阴加临少阴，本方加丁香。

三之气，少阳加临少阳，本方加赤芍、漏芦、升麻。

四之气，阳明加临太阴，本方加茯苓。

五之气，太阳加临阳明，依本方。

终之气，厥阴加临太阳，本方加五味子。

缪问解此方曰：是岁上为相火，下属风木。正民病火淫风胜之会也。枣仁味酸平，《本经》称其治心腹寒热邪结。熟用则补肝阴，生用则清胆热，故君之以泄少阳之火。佐车前之甘寒，以泻肝家之热。司天在泉，一火一风，咸赖乎此。紫檀为东南间色，寒能胜火，咸足柔肝，又上下维持之圣药也。风木主令，害及阳明，呕吐、疟、泄，俱肝邪犯胃所致。蔷薇为阳明专药，味苦性冷，除风热而散疮疡，兼清五脏客热。合之青皮、半夏、生姜，平肝和胃，散逆止呕。甘草缓肝之急，能泻诸火。平平数药，无微不入，理法兼备之方也。初之气加白薇，苦咸以清血分之邪。元参苦寒，以除气分之热。二之气加丁香，醒脾止吐。三之气加赤芍之酸寒，以清血分之热。漏芦之咸寒，以清气分之邪。盖漏芦能通小肠、消热毒。且升麻升散火邪，

---

① 递嬗：递进，更替。

以治目赤。四之气加茯苓，利湿泄满。五之气依正方。终之气加五味子之酸以收之。

陈无择《三因方》审平汤

此以卯酉十年，阳明司天，少阴在泉，清热之气见于气交，而民病焉。故宜以此方治之。

审平汤：天门冬、山茱萸、白芍药、远志、紫檀香、白术、生姜、甘草。

初之气，太阴加临厥阴，本方加茯苓、半夏、紫苏。

二初气，少阳加临少阴，本方加白薇、元参。

三之气，阳明加临少阳，本方去萸肉、远志、白术，加丹参、车前。

四之气，太阳加临太阴，本方加枣仁、车前。

五之气，厥阴加临阳明，依本方。

终之气，少阴加临太阳，依本方。

缪问解此方曰：阳明司天，少阴在泉，民见诸病，莫非金燥火烈见端。治宜咸与苦与辛。咸以抑火，辛苦以助金。故君以天冬，苦平濡润，化燥抑阳，古人称其治血妄行，能利小便，为肺家专药，有通上彻下之功。金不务德，则肝必受戕，萸肉补肝阳也，白芍益肝阴也。但火位乎下，势必炎上助燥，滋虐为害尤烈。妙在远志辛以益肾，能导君火下行。紫檀咸以养营，且制阳光上僭。又佐白术以致津，合生姜以散火，甘草润肺泻心。运气交赖其配合气味之妙如此。凡水火不调等证，有不立愈者哉！初之气加茯、半利水和脾，紫苏补中益气。二之气加白薇之苦咸以治寒热，元参之苦寒以泄浮火。三之气燥热相合，故去萸肉之酸收，远志之苦泄，白术之香燥，加丹参生血和营，佐车前益肾导火。四之气加枣仁入心以育神，车前入肾以治痿。五气、终气皆不用加减。成法可稽，而无不可见活法之妙也。

陈无择《三因方》静顺汤

此以辰戌十年，太阳司天，太阴在泉，寒湿之气见于气交，而民病焉。故宜以此方治之。

静顺汤：附子片炮、干姜炮、茯苓、牛膝、甘草、防风、诃子、木瓜。

初之气，少阳加临厥阴，本方去附子，加枸杞。

二之气，阳明加临少阴，本方仍加附子。

三之气，太阳加临少阳，本方去姜、附、木瓜，加人参、地榆、枸杞、白芷。

四之气，厥阴加临太阴，本方加石榴皮。

五之气，少阴加临阳明，依本方。

终之气，太阴加临太阳，本方去牛膝，加当归、白芍药、阿胶。

缪问解此方曰：太阳司天之岁，寒临太虚，阳气不令，正民病寒湿之会也。君附子，以温太阳之经。臣炮姜，以煦太阴之阳。茯苓、牛膝，导附子专达下焦。甘草、防风，引炮姜上行脾土。复以诃子酸能醒胃，木瓜酸可入脾，且赖敛摄肺金，恐辛热之僭上而无制也。防风、附子，皆通行十二经，合用之，而且表里寒湿均除矣。初之气风火交煽，故去附子之辛热，且加枸杞以养阴。二之气大凉反至，故仍加附子以御寒也。三之气病寒反热，不宜酸温益火，故去姜、附、木瓜，热伤气，加人参以助气；热伤血，加地榆以凉血；再以枸杞养营益阴，白芷消散外疡。四之气风湿交争，加石榴皮甘酸温涩，且治筋骨腰脚挛痛，并主注下赤白。五之气无有他害，故依正方。终之气一阳内伏，津液为伤，故去牛膝破血之品，而加归、芍入肝以致津，阿胶入肾以致液焉。

注：本文选自王璟主编《陆懋修医学全书》（中国中医药出版社，1999年8月）之《〈内经〉运气病释九卷》

附录8　顾植山谈"补土派"

采访日期：2013 年 11 月 28 日

老膺荣（以下简称"老"）：顾老师，您对学术流派的研究造诣很深，我们医院也正在作补土派的学术研究，纵观中医发展史，学术界对补土派始终没有一个明确的概念，据您的了解，补土派的定义是什么？

顾植山（以下简称"顾"）：所谓的补土派，从约定俗成的概念上说，是针对李东垣的脾胃学说来讲的，补土派的名称是后人加上去的。在金元时期，李东垣所归属的学术流派叫"易水学派"，据古代文献记载，"河间"和"易水"是同一时期两个不同的学术流派。后人称"内伤法东垣"，这是因为东垣的著作——《脾胃论》中强调了"内伤"病机，大家根据《脾胃论》的学术理念，引出"补土"这个名称。我们首先要讨论的是李东垣的学术思想产生的时代背景，"金元四大家"学术思想的产生是跟五运六气有着密切的关系，原上海中医学院首任教务长章巨膺先生就提出了这个观点，章先生也是引用了很多古代医家的学术观点——如王肯堂、陆九芝都讲过这个观点。我们从东垣创作《脾胃论》、《内外伤辨惑论》的时代背景来讲，当时是流行了一次大疫。

　　许多古代的重要学术理论，都是在大疫期间产生的，东汉末年的大疫产生了张仲景的学术思想，金元之交的壬辰大疫产生了李东垣的学术思想，明末的辛巳大疫产生了吴有性的学术思想，清代中期的大疫产生了余师愚的学术思想……因为每次大疫的产生都会死很多人，这是因为新的疫病的产生，往往用老的方法效果不好，假如用原来的方法治疗效果好的话，那又何必去创新呢？大家推广用老的、传统的学术思想就行了！正是这新的疫病，促使很多医家去动脑筋解决新问题，张仲景的《伤寒杂病论》是针对当时的疫病，根据当时的时代来看，正处于中国历史上的一个小冰河期，是史料记载中温度最低的时期，所以那个时候就应该特别重视寒邪的影响，所以就有了《伤寒论》。到了后世，出现温病蔓延的情况，为什么用伤寒的方法效果不好呢？现在有些学者说张仲景的学术思想有局限性，认为《伤寒论》只能用来治疗一般的外感病，而不是用来治疫病的，其实这个讲法是有问题的。因为后来又有一些疫病，用张仲景的方法效果又非常好。这是因为每次大疫的病不一样，所以用的治法自然不一样。2003 年的 SARS（非典型性肺炎）就是一个典型的例子，SARS 出来的时候，你用吴有性的重用大黄攻下的办法，效果不好；用余师愚重用石膏的办法效果也不好，并不是吴有性错了，也不是余师愚错了，他们的办法在当时都是疗效很好的。吴有性的书上讲，他那时的疫病，医家用伤寒的办法，十有九死，效果不好。余师愚也讲了，他那时候的疫病，医者用伤寒的办法，用吴有性的办法，效果都不好。这就给我们一个重大的启示，就是每一个时代产生的疫病不是同一个病，不能用同一个方法来对付它。那么，我们就要看李东垣的时代背景：李东垣遇到的大疫是在壬辰年，据文献记载，当时死了几十万人，它肯定是个大疫，不是一般的疾病。那时盛行刘河间的火热病机学说，如果按照学术界的有些观点来看，刘河间的学术思想代表了金元医家对疫病的最高理论水平，李东垣和刘河间只差几十年，他完全可以按照刘河间的思想来对付疫病，他为什么没有用刘河间的办法呢？说明当时肯定有医家用刘河间的办法效果不好，如果效果好了大家都会用的。李东垣是一个高明的、会动脑子的医家，而且从实际出发，他没有墨守成规，不是说用这种方法效果不好就束手无策了，他有很深的中医理论功底。他的老师张元素是"易水学派"的创始人，张元素对《内经》、《伤寒》的研究都很深入，李东垣把这些思想运用于临床，就发现当时出现的疫病的病机是内伤脾胃，所以他就从调理脾胃这个角度来治疗疫病，效果就好了。大家就跟他学，最后形成流派。

为什么那时的疫病用调理脾胃的方法效果就好呢？从五运六气的角度可以看得比较清楚：因为李东垣遇到大疫的年代是 1232 年（壬辰年），这本身就是个寒湿年，辰年，寒水司天，湿土在泉，就是个寒湿年。这个时代的大司天，又是寒水司天，湿土在泉，整个大的时段都是偏寒湿的，这就是寒湿中的寒湿，两个寒湿因素叠加。再往前推三年，是己丑年，按照《内经》"三年化疫"的理论，"甲己失守，后三年化为土疫"。我们可以反推此前三年的己丑年很可能出现了刚柔失守，到 1232 年化为大疫，这个大疫就是土疫。壬辰年的运气是寒湿，当时的大司天是寒湿，"三年化疫"所化的大疫又应是土疫，所以李东垣遇到的疫病为什么病机多属脾胃内伤，就不难理解了。李东垣根据这个运气特点，抓住脾胃病机来治疗当时的疫病，就起到了比较好的效果。

老：老师您认为这个所谓的"外感法仲景，内伤法东垣"，可不可以这样理解：如果病机是内伤，或是外感，我们指的是病机而言，而不是说这种病是内伤和外感？

顾：什么叫内伤？李东垣是看到了这个病机跟一般的外感病不一样，患者都是先有了脾胃内伤的这个病机，为什么会先有脾胃内伤这个病机？就是因为这个"三年化疫"是伏邪，伏邪是先伤了人的正气，伤了内脏的正气，又因为它是伏湿，甲己化土，伏的是湿邪，湿邪最容易伤脾胃！所以先看到了脾胃受伤。所以用"三年化疫"的理论才能够理解李东垣所治疫病的内伤因素。

其实 SARS 也是内伤！我们不能说所有的内伤都去法东垣，都是从脾胃入手，还要分清它的不同病机。SARS 是 2000 年的伏燥和伏热伤了肺，就是邪伏在肺；假如是伏寒的话，柳宝诒先生《温热逢源》总结的经验是"伏邪发于少阴"。"冬伤于寒，春必病温"，也是内伤，它先伤了少阴的功能，少阴气化功能。

老：少阴是肾吧？

顾：三阴三阳六气，如果我们把它翻成脏腑的话，就有点简单化了。当然，少阴跟肾的关系密切，讲少阴必然要联系到肾，但少阴的气化功能亦可联系到心的。内伤脾胃影响的是整个的气化功能。所以李东垣从调气化的角度入手，才有升阳的方法，抓住脾胃升降枢纽这个功能，调整它的气化功能，所以他的补中益气汤，他的升阳方法，都是从气化的角度来的。

五运六气的学术思想真正被医家重视是在北宋时期。北宋以前，五运六气几乎失传，只在民间秘传，到了北宋，五运六气才成为显学，并成为每个医生规定要学的内容，那时太医院考试要考五运六气，所以每个医生都要学。

加上北宋的理学把太极、河图、洛书这些思想阐发出来以后，到了李东垣所处的金元时期，对于理解人体内的气化就有了一个新的层次，比如关于"阴火"的问题，"相火"的问题，这就涉及整个人体内的太极开阖枢运动。现在有些人在研究的圆运动的问题，其实就属于太极运动。

老：之前我们在对补土派作梳理的时候，也检索过很多文献，参考过一些教材，听过一些专家的意见。有一种相对比较主流的观点，说李东垣那个时代恰逢战乱，军队围困了都城，老百姓肚子饿了很久，然后就内伤了脾胃，导致了多种疾病的发生。

顾：这种观点是经不起举一反三的类比的。只要你一类比，你就知道这个观点是站不住脚的。假如这个观点成立，那么每到战争、每到饥荒年代，都吃不饱饭，那么碰到疫病不都要用这个理论了吗？吴有性遇到的辛巳大疫，也是在战争年代，人们流离失所，国家已经很动乱了，而且连年的灾荒，这个灾荒在历史上是很著名的，老百姓也是吃不饱饭，那么吴有性治疗疫病为什么就不用《脾胃论》的方法，而要用大黄寒下的方法呢？所以这个理论讲出来要经得起推敲。如果按照这种观点推论，现在人民都吃饱饭了，不闹饥荒了，李东垣的理论不就过时了！还有什么用啊！

老：有些专家认为补土就等于脾胃学说。

顾：李东垣并没有特别讲补土，补土的提法是后人加给他的。李东垣的重点是调理土的气化功能，包括升清阳，除阴火等，不是一个简单的补脾概念。"补土"的提法可能会引起误解。

老：土不仅是脾胃，也不仅仅是脾胃对水谷的运化功能。

顾：这要从五运六气"土"的整个气化功能来考虑。李东垣讲了"内伤脾胃，百病由生"，这是他看到伤了脾胃气化以后，会引起各种各样的病症。比如发热，按照刘河间的火热病机论，发热就会用清热的方法去处理，但是李东垣抓住了当时的运气特点，知道从火热病机处理效果是不好的。必须要从调理脾胃的角度，调理土的气化功能，所以治发热的时候，他用甘温除热法，甘温除热也不是补脾的概念了。他的升清降浊的思想已经超越了现代人讲的脾胃消化系统的概念。所以有些发热的疾病，特别是伏邪伤脾以后引起的发热，要抓住脾土的气化特点来调整。土在中央，是升降的枢纽。

老：李东垣升阳的思想跟火神派、扶阳派有什么关系？

顾：李东垣所处的运气环境是寒湿，它不仅是跟湿土的关系，还有寒的因素在里面，所以李东垣必定要注重扶阳。如果用苦寒为主的话，就不符合运气的原则。所以"补土"的这个名称容易引起局限。李东垣的脾胃学说很重视扶阳，升阳补土，这个"补"是调理的意思，不能从物质的角度去补脾。李东垣思想受到张元素很大影响，张元素是受《中藏经》影响，张元素的《医学启源》里引用了《中藏经》许多东西。《中藏经》强调扶阳的思想，里面讲了很多强调阳气重要性的话，例如"阳者生之本，阴者死之基"；"得其阳者生，得其阴者死；阳中之阳为高真，阴中之阴为幽鬼"等。张元素跟刘完素后来产生分歧，因为刘完素看到的都是火热病机，所以他就强调了火热的方面；张元素呢，他处的时期在刘河间之后，李东垣之前，正好处在运气大司天的转换期。刘河间时期的大司天运气是燥火，后期以火为主，到张元素时已由少阴君火转向太阳寒水，张元素已经看到了过分强调火热的偏颇，所以他就重视扶阳，以纠刘河间之偏。刘河间到晚年，他自己的病看不好了，是张元素给他看好的，原因就在于那时候运气已经变了。张元素说："运气不齐，古今异轨，古方今病不相能也"，他是很注重运气变化的。他重视阳气的思想影响到李东垣，所以李东垣已经有了这个思想基础，又恰恰被他碰到了寒湿运气引起的疫病。东垣是受到张元素思想的影响，又结合自身的临床体会提出了自己的学术思想。假如当时没有张元素的学术思想影响他，假如他是刘河间的学生，那他对待这个疫病就可能是另外一种状况了。正因为运气的大环境，再加上东垣的学术传承背景，成就了李东垣的学术思想，这就是"时势造英雄"。所以这个大司天对金元各家学说产生的影响还是非常明显的。北宋从公元 1004~1063，大司天是太阴湿土和太阳寒水，所以在那个时期的医家用药多香燥，苏东坡用偏于香燥的圣散子方治疫效果就非常好。刘河间所处的时期，阳明燥金司天，少阴君火在泉，后期更以火为主，所以他特别强调这个火。李东垣所处的时期以寒湿为主，后期壬辰大疫更处于太阴湿土主令，又碰上了"甲己刚柔失守"所化的土疫，那么他扶土的理论就出来了。到朱丹溪的时候，朱丹溪中年才学医，到了晚年时候的大司天，恰恰就是阳明燥金，这就造成了他的滋阴思想的产生。

老：从运气的角度来解释，别人也很容易理解医学史上著名的医学事件。刘河间搞了一个火热的病机，又在内经"病机十九条"中补了一条有关燥的论述：诸涩沽涸，干劲皴揭，皆属于燥，因为燥跟火相关，所以用这样的理论来解释就非常合理了。

顾：所以古人都是根据自己所处时代疾病的特点来构建他的医学理论。不能将不同时代产生的不同医学理论用同一标准来判断其是否正确。

老：后世有些医家可能没有五运六气的系统知识，所以会不认可前人的学术理论，出现隔代争鸣的现象。

顾：有些医家确实没有看到五运六气的影响，只是根据个人经验来强调某一治则治法，就去批评前人的东西。

老：朱丹溪去批评《局方》，然后到了景岳又去批评丹溪……

顾：丹溪批评《局方》，其实是批评元代的医家还在用宋代《局方》的方法来治疗时病，朱丹溪不会去批评历史上的医家，他批评的是当时的医家墨守《局方》的陈规，因为已经到阳明燥金的运气了，你还在用北宋温燥去寒湿的那套办法肯定效果不好嘛！但是我们现在写医学史的人，拿丹溪批评元代医家用《局方》的话去批评北宋医家，这就搞错了。所以懂得五运六气的人都会客观地看这个问题，像刘河间在《素问病机气宜保命集》里所说："故此一时，彼一时，奈五运六气有所更，世态居民有所变"，人家讲得很客观，张元素讲得也很客观，包括王肯堂、陆九芝，他们都是从历史发展动态变化的角度来看问题。

刚才问到扶阳派跟补土派关系的问题，其实每个流派都重点抓住了一个方面，完全可以综合起来的。扶阳这个观点本来也是李东垣的理论基础之一，张元素、《中藏经》都重视扶阳！这也是李东垣理论产生的依据之一。现在一些扶阳派的人，不管什么病，都要用到附子、干姜，这样就变成了一种用药风格上的流派，这种流派必定是带有片面性的，但是他们为什么会形成流派？也有他们产生的理由。在清代的温病学派，主要强调温邪，以清热滋阴为主，他们从温病出发，对于临床医家用辛热药持批评态度，这就造成了一些温病派医家不敢用辛热药，临床畏附子、干姜等辛热药如虎狼，那么扶阳学派恰恰就是因温病学派造成的一种偏颇，不敢用辛热药，扶阳派在临床上把辛热药的应用范围再重新挖掘出来，从这个角度来说扶阳派是有贡献的。挖掘出来之后，就应该重新审视其理论源流。在张仲景时代气候寒冷，重视寒邪，那个时候是重视扶阳的；北宋医家也是重视扶阳的，要把历史上这些运气特点重新发掘出来，使中医的理论不要被片面化，要尽量完整地、全面地传承，不要过分地强调一点，不要走极端。国家扶持流派的发展，我们每个流派都有它独到的知识点，才能形成流派。如果这些知识点没有丢掉，并且已被大家认可，为现代医学主流所包含，那么这就不应该是流派。现状是有些流派的临床特色，没有被教科书吸纳进去，是有关教科书学不到的东西，为了防止丢失，所以国家要扶持流派，使得这些知识或技艺不会失传，进而发扬光大，最终目的还是要让流派完成它的历史使命——融入主流学术中去。我们扶持流派传承，不要为流派而流派，硬性去制造流派，也不是说现有的流派要让它永远存在下去，最后都要汇入到主流学术中去。当然，以后还会不断有新的流派产生，因为一个新的知识点产生的时候，不可能马上得到普遍的认可，早期往往是以一家之说，以流派的形式出现，等得到大家认可和掌握的时候，就不成为流派了。我认为，只要这个流派的知识点是确有价值的，时间长了一定会被大家接受。扶持流派就是要叫流派的知识尽快得到普及。

老：按您的理解，能够称为补土派的古代医家都有哪些？

顾：首先这个提法就有点问题。李东垣不是讲什么病他都去补土，中医的理论特点，从五脏六腑的角度来说，哪个脏腑不重要！难道说光是脾胃重要，光是"土"重要吗？木、火、土、金、水都重要。只是碰到"土"出问题的时候，你就要去扶土。比如像 SARS 这样的病，重点是扶"金"治肺，不能将针对 SARS 产生的观点定为"补金派"。所以将李东垣的学术定性为"补土"是后人只看到了"补土"的一面，没有全面地分析研究继承他的学说。真正领会这些流派理论的内涵，是要看他在什么情况下针对什么疾病提出的学术观点。比如扶阳，在临床需要的时候，可以借助扶阳派的理论和经验，充分发挥扶阳法的作用优势，但如果把扶阳变成一种教条，你不管什么病，不管什么运气条件都去扶阳，若碰到寒性病流行时还好，如果碰到吴有性时期的病，那就糟糕了！碰到余师愚时期的疫病，大剂量应用附子、干姜肯定不行，只有大剂量的石膏效果才好。1954 年石家庄郭可民老中医用白虎汤治疗乙脑效果好，若用大剂量的附子效果能好吗？恐怕不行。1956年北京乙脑暴发，仍用白虎汤效果就不好了，蒲辅周据运气变化结合化湿效果就又好了。所以每个学说和每种方法都有它的适应范围，超过了这个适应范围就不适用了。

流派的传承与发展，我主张流派之间要多交流，多沟通，促进流派间的融合。对于流派传承要有一个定位目标。假如你这个流派的内容都是教科书上已经写进去的那些东西，这就没有意义了。原则上是这个流派的学术或技艺还没有被大家很好地认识，许多内容教科书中没有讲到，一般人不知道，这就有发掘和传承的价值了。发掘出来的目的是使大家了解，流派传承的目标是要让思想融合到主流学术思想中去，要大家了解它的价值所在，大家都了解了，掌握了，这个流派也就完成它作为流派的历史使命了。

老：像老师您刚才讲的，如果从补土派角度切入，像对"内伤脾胃，百病由生"或者说"阴火"这种理论内涵的认识，可能业界或大多数学者都不是理解得很深刻，尤其是从运气的角度去理解李东垣学术思想的形成过程，目前业界的认识还是比较局限的。

顾："内伤脾胃，百病由生"刚才已经提到了，不要误读，不要把它讲成什么病都是由脾胃产生的，李东垣看到了内伤脾胃以后，可以产生各种各样的疾病，不是讲百病都是由脾胃产生的，不能倒过来讲。

老：我们现在的解读等于是说脾胃功能异常是百病之源，就有点片面了。

顾：古代医家有"补脾不如补肾"和"补肾不如补脾"之争。补肾派认为肾为先天之本，为什么病都可以由肾产生，所以要补肾，这也很武断。"心为君主之官"，什么脏器的重要性还能超过心呢？那调心是不是最重要啊！还有观点认为什么病都和情致因素有关，又可以把肝作为重点，可以提出"情志伤肝，百病由生"了。搞活血化瘀研究的人提出什么病都是络病，又什么病都可以活血化瘀了。每个人都可以强调他自己的这一点，但这不符合内经的整体思想，还是应该综合起来考虑问题，否则就会形成简单化的、片面的观点。

老：老师您临床中用李东垣的这种扶土的观点又是怎样呢？

顾：碰到土虚的情况就要用扶土，你把它作为必须掌握的重要招式之一就好，其他如扶阳、滋阴、调肝、补肾、活血化瘀等每一招都很重要，不要局限在某一招，就像十八般武艺，不需要去分哪般高哪般低，能掌握得越多越好，掌握得多，针对不同的情况就能应付裕如了。

老：您在临床中对于扶土的病机把握和调治方面有什么心得？

顾：李东垣碰到的疫病是伏湿和伏寒伤脾，他在这方面的经验就比其他人丰富一些，他的认识也相对深刻一点，所用的方药就相对合理、有效。尤其是他把太极、河洛里面重视阳气的思想结合进去以后，给后人很大的启示，比如升阳益气的补中益气汤已经成为千古名方；还有夏天祛暑用的清暑益气汤，清暑的传统治疗多用寒凉药的，而李东垣在清暑中引入了升阳的思想，对于脾土运化失常的病机，李东垣总结的这些理法方药还是具有普遍的指导意义的。但李东垣碰到的那种壬辰土疫，发生的概率太低，可遇而不可求。

老：不是说每个壬辰年都会这样。

顾：是的，因为大司天是寒湿，当年的司天在泉又是寒湿，再加上三年化大疫所化为土疫，三大因素重叠在一起，这种概率太低了。2012年就是壬辰年，三大因素只具备一条，所以就没有发生大的疫情。

老：但是湿气流行的时候，可以用苓术汤。

顾：对，苓术汤，跟李东垣的思路不是太一样，因为病也不一样。

老：但是他的方里面也有温阳的，也有化湿运脾的，这里面也有补土的概念在里面。

顾：李东垣的学术思想里面确实是比较重视阳气，在升降中间，他是重视升的。

老：不一定拘泥于我们的访谈提纲，老师您看研究李东垣、研究扶土的理论还要注意些什么？

顾：刚才讨论的是补土派的流派传承问题。假如仅仅是讲重视脾胃，重视补中益气，重视脾胃的升降枢纽，我觉得李东垣的这些思想教科书没有丢，这些知识已经成为大家的共识了。如果硬要把这些已有共识的东西割裂出来变成一个流派，强调不管什么病都从脾胃入手，反而是从整体走到片面去了，并不好。但是，五运六气是李东垣学术思想产生的基础和源头，这是许多人不了解的。那么从这个源头入手的话，对于李东垣的学说，你应用的深度和高度就不一样了。假如能从运气方面把它阐发好，临床应用好，这样定位的流派内涵中就有它的知识创新点。不是说我会用李东垣的几首代表方剂就是补土派，那太局限了。

老：听了您的讲授，我们对东垣的理论体系思想也有了初步的理解，我们可不可以去构建一个补土思想的理论体系模型，使得补土思想更加直观呢？

顾：我觉得把李东垣扶土、升阳的这些学术思想阐述清楚，把它跟《内经》思想的源流关系，跟现代中医理论之间的关系讲清楚，实际上就是完善了我们整个中医学的理论模型，而不是自己去构建一个独立的模型。如果我们现在每一个流派都要构建自己的理论模型的话，就会出现成百上千个模型了，中医的整体理论模式就支离破碎了。

老：反倒是割裂了它这种理论的完整性。非常感谢老师接受我们的访谈，谢谢老师！

注：本文原刊载于《中医文献杂志》2015年第一期52~57页。

作者：老膺荣

附录9　运气学说对中医药辨治 SARS 的启示

中医学重视人与自然的整体联系，把人与自然环境看作密切相关的统一体。在《黄帝内经》中就确立了"天人合一"的思想，强调人的疾病与气候环境的密切相关性。《素问·至真要大论》云："百病之生也，皆生于风寒暑湿燥火之化之变也。"《黄帝内经》的作者还观察到，宇宙间存在着节律性周期运变，并在长期的实践中发现了自然变化周期的五运六气规律，联系到疾病发生的周期变化，于是产生了运气学说。运气学说是古人探讨自然变化的周期性规律及其对疾病影响的一门学问。

疫病的发生，虽然不能单纯用运气因素来解释，但古人观察到，疫病的出现与运气周期有着一定的联系，并且不同的疫病往往具有不同的运气特性，而相同运气的不同疫病，在证候病机上又具有一定的相似性。2003 年发生的 SARS，比较清晰地显示了五运六气对疫病的影响。

一、五运六气与 2003 年 SARS 的关系

1. 运气学说对 2002～2003 年发生肺性疫病的预见

《素问遗篇》中有"三年化疫"的理论，按此理论，根据 2000 年的气象情况，即可明确预见到 2002～2003 年将发生"金疫"——肺性疫病的大流行。《素问遗篇·刺法论》说："假令庚辰刚柔失守"，"三年变大疫"；《素问遗篇·本病论》中更具体指出："假令庚辰阳年太过……虽交得庚辰年也，阳明犹尚治天……火胜热化，水复寒刑。此乙庚失守，其后三年化成金疫也，速至壬午，徐至癸未，金疫至也。"这两段话的意思是假若庚辰年的年运"刚柔失守"，表现为天气干燥，气温偏高，并出现寒水来复的变化，此后三年可化生大疫。化生的大疫名"金疫"。快到壬午年，慢到癸未年，"金疫"就来了。

2000 年正好是经文提到的庚辰年,该年出现全国大面积干旱,年平均气温偏高,而 11 月份又出现月平均气温 20 年最低的现象,符合"庚辰刚柔失守"的运气特点。按"三年变大疫"之说,正好应该在 2003 年发生疫情。经文说:"三年化成金疫也,速至壬午,徐至癸未,金疫至也。"广东最早发现"非典"在 2002 壬午年,北方大规模流行在 2003 癸未年,而且经文明言发生的是"金疫"——肺性疫病,预见的准确性已超出一般想象。

2. 运气学说对 2003 年疫病高峰和消退时间的论述

2003 年是癸未年,《素问·六元正纪大论》说:"凡此太阴司天之政⋯⋯二之气,大火正⋯⋯其病温厉大行,远近咸若。"疫病发生时间主要在"二之气",即 3 月 21 日至 5 月 21 日左右。清代治疫名家余霖的《疫疹一得》更观察到癸未年的疫病流行自二月春分节(去年是 3 月 21 日)起,至四月(农历)立夏终止。2003 年立夏在 5 月 6 日,该日报告 SARS 病例数出现明显回落;二之气结束在 5 月 21 日,SARS 得到基本控制。北方 SARS 暴发的高峰周期与运气学说的论述基本一致。

虽然 2002 年 11 月广东就已出现 SARS,但春节前后南北人群大量交往,那时还没有采取严格防范措施,而 SARS 并未传染到北方;三月份以后北方的自然气候条件适宜 SARS 了,疫情也就大面积蔓延,广东的 SARS 在二之气中段也出现较大反复,至立夏后与北方 SARS 同步消退,提示了时间因素的作用。

中国气象局国家气象中心的专家认为:虽然传染源本身对 SARS 传播起决定作用,而且政府卫生部门采取的一些人工干预措施也取得了效果,但研究表明,气象条件在 SARS 传播中的确起一定作用。至于什么样的气象条件有利于 SARS 传播,有的研究提示"SARS 病毒可能在 10℃~20℃时最活跃",提出"10℃~20℃天气最危险"的观点,因而预测"下半年非典还将卷土重来"。世界卫生组织有关负责人 2003 年 8 月中旬考察广东时也表示,SARS 疫病随时都可能重新暴发流行。笔者根据运气学说在《疫病钩沉》一书中明确指出:"像上半年那样的大规模流行不会再出现。下半年与春季气温相近的是五之气时段,但今年五之气的主客气均为阳明燥金,完全不具备外寒湿而内郁火的运气致疫条件。年末六之气主客气均为太阳寒水,气候会较冷,但单纯的寒水也不符合 SARS 流行的条件……明年甲申年，湿土主岁，少阳相火司天，一之气少阴君火加临，稍符合 SARS 滋生条件，《内经》讲到这一时段有可能'温病乃起'，但未讲'温疠大行'，也不主'金疫'，故在我国再次暴发 SARS 疫病大规模流行的可能性亦微乎其微。"（作者按：此处今年指 2003 年，明年指 2004 年）。

以上意见已被后来的事实所证明，可见运气学说通过几千年实践的观察总结出来的规律，已能为疫病的发生和消退时间提供有相当价值的预测参考。

3. 运气学说对 SARS 病机证候分析的意义

运气学说除可提示疫病发病的时间周期外，对疫病的病机及证候分析也具有重要指导意义。SARS 患者的证候寒热错杂，燥湿相间，传变不按一般温病的卫气营血或三焦规律，使许多人在辨证时感到迷茫。病机分析有主温热者，也有认为属寒疫者；临床治疗有强调化湿者，也有主张润燥者，莫衷一是。从运气的角度分析，庚辰年刚柔失守产生的"燥"和"热"是伏气，因伏邪直中三阴，故初起即见内热肺燥证象，发病急暴；癸未年的升降失常及二之气的"寒雨数至"造成的"寒"和"湿"则是时气，由疫毒时气引动伏气，燥、热郁于内，寒、湿淫于外，伏气和时气的交互作用，导致了 SARS 内燥外湿、内热外寒的病机证候特征。观 SARS 兼湿患者舌象，舌质多红，苔虽厚腻而又每见裂纹，即是内燥外湿相兼的表现。

《素问遗篇·本病论》讲丑未之年升天不前时"化成郁疠，乃化作伏热内烦，痹而生厥，甚则血溢。"这里的"痹"是阻塞不通，"厥"是气逆而喘，从运气的升降失常谈到肺痹，与 SARS 的证候亦颇相符。

SARS 是新病种，古无成法可循。清代著名温病学家薛雪说："凡大疫之年，多有难识之症，医者绝无把握，方药杂投，夭枉不少，要得其总决，当就三年中司天在泉，推气候之相乖者在何处，再合本年之司天在泉求之，以此用药，虽不中，不远矣。"

冠状病毒虽为 SARS 的直接致病源，但从运气的观点看，疫毒必藉时气而入侵，得伏气而鸱张。何廉臣《重订广温热论》云："医必识得伏气，方不至见病治病，能握机于病象之先。"大凡伏气皆病发于里，故早期便可见正虚阴伤。SARS 早期即出现极度乏力，恰是伏燥伤肺的重要指征。笔者认为，若外感骤见极度乏力，多为伏燥伤肺所致。

一般将乏力归之热伤气津，但 SARS 患者多为青壮年者，初见发热，又无大汗，若云热伤气津而见极度乏力，于理难通。刘完素《素问玄机原病式》归纳病机十九条谓："诸气膹郁病痿，皆属肺金"，又云："筋缓者，燥之甚也"。指出了外感急性乏力与肺燥的关系。喻嘉言《医门法律》讲得更明白："病机之诸气膹郁，皆属于肺；诸痿喘呕，皆属于上，二条明指燥病言矣"，"肺气膹郁，痿喘呕咳，皆伤燥之剧病"，"惟肺燥甚，则肺叶痿而不用，肺气逆而喘鸣，食难过膈而呕出。三者皆燥证之极者也"，"诸气膹郁之属于肺者，属于肺之燥，非属于肺之湿也。"

何廉臣《重订广温热论》云："虚燥从伏邪伤阴，阴虚生火，火就燥而成，病势较实火症似缓实重，用药必贵于补。如发于太阴肺者……神多困倦……咽干喉燥，气喘咳逆，或干咳无痰，即有稀痰，亦粘着喉间，咯吐不爽，或痰中间有红丝红点……翻身则咳不休。"（2004 年安徽宋姓患者发病后仅轻度咳嗽，但体位改变即咳剧，为明显的"翻身则咳"）所述与 SARS 亦颇相类。

明清医家论述伏气时，大多从寒邪伏于少阴立说。清末刘恒瑞《伏邪新书》虽已提到"伏燥"之名，但终因未有亲历，只能笼统言之，一笔带过。SARS 的发生，使我们见识到了邪伏太阴肺的"伏燥"证象。

4. 运气学说对 SARS 治疗的指导意义

综观国家中医药管理局和各地专家推荐的防治 SARS 方案，对 SARS 的热、毒、瘀、湿、虚诸端，考虑已颇周详，也有医家论及阴证寒疫问题，惟于伏气之燥多未注意，因而对肺燥这一重大病机的处理难中肯綮。

对"伏燥"的治则，前人缺少系统论述，SARS 是内燥外湿，《重订广温热论》谓"燥又夹湿之际，最难调治"，故如何处理好润燥与化湿的矛盾，是问题的关键所在。晚清名医薛福认为：凡病内无伏气，病必不重；重病皆新邪引发伏邪者也。故 SARS 的燥热与湿寒相较，应以治燥热为重。伏燥伤津犹烈，故治疗时当步步顾护阴津。

2003 年不少人在治疗 SARS 时都注意到化湿问题。但 SARS 之湿是时气，是兼邪，为害轻而易治，化湿时必须强调不能伤津，不宜多用香燥。石寿棠在《医原》中提出治肺燥时需注意的"五相反"："燥邪用燥药，一相反也；肺喜清肃，而药用浊烈，二相反也；肺主下降，而药用升散，三相反也；燥邪属气……肺为清虚之脏……苦寒沉降，阴柔滞腻，气浊味厚，病未闭而药闭之，病已闭而药复闭之，四相反也；气分之邪未开，而津液又被下夺，五相反也。"故在用药方面，退热时的辛散发汗、攻毒时的苦寒重剂、补虚时的滋腻厚味均在避忌之列。

《素问·至真要大论》云："燥淫所胜，平以苦湿（温），佐以酸辛，以苦下之。"石寿棠《医原》认为："苦当是微苦，如杏仁之类，取其通降；温当是温润，非温燥升散之类""辛中带润，自不伤津，而且辛润又能行水，燥夹湿者宜之"。

二、对 2004 年 SARS 的运气分析

2004 年 4 月 22 日，原卫生部宣布北京发现一例 SARS 疑似患者；4 月 23 日，原卫生部公布安徽发现 SARS 确诊、疑似各一例；4 月 24 日，北京 SARS 疑似病例确诊公布；4 月 25 日，原卫生部通报北京新增 4 例 SARS 疑似……面对突然出现的 SARS 疫情，笔者当时即按运气学说做出如下分析。

1. 今年运气无"三年化疫"的伏气影响，故一般说来不易出现暴发性大疫情。春天受时气影响，《内经》云"温病乃起"，只是散在发生而已，不必担心会有大流行。

2. 运气学说对今年上半年气候特点的描述是"少阳司天之政，气化运行先天……风乃暴举，木偃沙飞，炎火乃流，阴行阳化，雨乃时应，火木同德。"实际气象与此相符且较强烈，按《内经》的论述："岁半之前，少阳主之"，"少阳司天，火淫所胜，则温气流行，金政不平，民病头痛发热恶寒而疟……疮疡咳唾血，烦心胸中热，甚则鼽衄，病本于肺。"出现的 SARS 病例证情恰与运气理论符，而与 2003 年有所不同。可据证候结合运气理论判断 2004 年散发 SARS 的六气病机，确立中医治则。

从笔者接触到的安徽病例宋某的情况来看，证情与 2003 年的差别主要表现在以下几个方面。

①出现寒战，据报道北京患者李某亦有寒战。病机十九条云：诸禁鼓慄，

如丧神守，皆属于火。2003年太阴湿土司天，太阳寒水在泉，患者寒战少见；2004年少阳相火司天，厥阴风木在泉，患者出现寒战，与运气证候特征符。宋某后来出现右下肢淋巴管炎，红肿硬痛，亦属于火。②患者干咳、口唇干燥、神疲乏力，但干咳和呼吸窘迫症状均较轻微，乏力也一般，提示肺燥已不若2003年那么严重，对燥、热可从伏气转为时气看待。③舌苔黄厚不腻，身酸痛一般，基本上无头痛，亦不感觉胸闷，无消化系统其他症状（宋某4月20号出现呕吐，一因当时并发败血症，高烧休克，刘完素《素问玄机原病式》"呕涌溢……暴病暴死，皆属于火"；二是其母去世，与情绪有关），寒湿问题可不考虑。

综上所述，对2004年SARS散发病例的治疗，应在国家中医药管理局推荐的《中医诊疗指南》的基础上有所变通，例如湿象不明显时不必用白蔻、苡仁等化湿药，适当多用清热解毒药，扶正时考虑"火木同德"对肝的影响，可酌用调肝补肝之品等。

报道中言及因今年SARS症状不典型而造成早期未能及时发现，所谓的"不典型"是将2003年SARS的临床特征作为标准而言的。若能重视运气变化对疫病证候的影响，对可能出现的证候变化做出修正性预报，应该可以提高对该病的警惕。

这次已知的9名SARS患者，受感染的地点均在北京。宋某3月25日发病时在安徽，29日才返北京，4月2日又回安徽淮南，先后在淮南矿二院和合肥安徽医科大学附属第一医院治疗，直至4月22日被怀疑"非典"前，一直未采取隔离措施。在安徽与宋某及其母魏某有较密切接触者一百余人，但未发现一例被传染者。广州市疾控中心曾检测了2000~2002年不明原因发热患者血清中SARS抗体的存在状况，发现在SARS暴发之前，不明原因发热患者中就已存在可与SARS冠状病毒发生免疫学反应的抗体，其阳性率为1.18%~4.94%，高于该中心检测的2003年正常人群中的阳性率（<1%），说明SARS冠状病毒在2002年11月首例非典患者出现之前就已存在，只不过由于毒力和传染性不强而被人们所忽视，在一定条件下才会通过变异出现后来的生物学特性。2003年6月以后，人类并没有把SARS病毒从自然界彻底消灭，而SARS的自然感染已不再发生；2004年散在发生的SARS症状特点又有

所不同，说明 SARS 病毒的传染力和生物学特性，都会随着时间条件的改变而改变。我们期望古人从长期实践中总结出来的五运六气理论能为这一方面的研究提供重要的启示和参考。

注：本文原刊载于《中华中医药杂志》2005 年 5 月第 20 卷第 5 期 261~264 页

附录10　顾植山和中医运气疫病预测

对 SARS 疫情的预测，他对了；对禽流感疫情的预测，他对了；对甲流疫情的预测，也正被一一证实。

● 五运六气预测，就是根据天气运行变化的象态，判断其有否乖戾及乖戾程度，预测疫情发生的可能性和变化趋势。对疫病预测来说，分析不正常运气的状态比六十年常规时位的推算更为重要。

● 如果我们把握好疫病的发生发展规律，在与致病微生物的斗争中，就能变被动为主动。中医天、人、邪三因致疫学说，将是对西方医学流行性传染病病因学的必要补充和重大突破。

● 五运六气是中医学理论中被误解最深、传承最为薄弱的部分。不懂五运六气，就不会真正懂中医理论。五运六气研究关系到对整个中医理论的阐述和评价，已不容回避。

"五运六气疫病预测绝不是坐在房间里捏指掐算这么简单，但也没那么玄！"多年从事中医五运六气研究的安徽中医学院顾植山教授向记者强调。

SARS 暴发以后，顾植山曾负责国家中医药管理局"运用五运六气理论预测疫病流行的研究"特别专项课题，现负责国家科技重大专项"中医疫病预测预警方法研究"。

顾植山从预测 SARS 到禽流感、手足口病，到现今的甲流，屡测屡验，而且许多结论不同于现代流行病学的预测。

屡测屡验

顾植山公开预测，始自 6 年前的 SARS 流行时期。2003 年 6 月 SARS 疫情消退以后，有专家认为："SARS 病毒可能在 10℃~20℃时最活跃"，预测"下半年非典还将卷土重来"，世卫组织有关负责人也表示 SARS 疫情随时可能再次暴发流行，故入秋后防控气氛非常紧张，当年9月份卫生部又恢复了对疫情的日报制度。

但运气理论不支持疫病在下半年再次暴发流行。顾植山在该年8月中旬完成的著作《疫病钩沉》中的预测：2003年秋季"完全不具备运气致疫条件"，下半年"像上半年那样的大规模流行不会再出现。"后来的情况也恰如其言。

2004年12月21日，顾植山做出了"对2005年疫情的五运六气分析报告"。他指出："2005年是疫情多发年，会有疫情出现；疫情规模不大，但可能死亡率较高。"验证结果是，卫生部发布的2005年7月份疫情报告：霍乱67例，较去年同期上升了2.5倍；流行性乙型脑炎1690例，较去年同期上升28.32%。并且还发生了猪链球菌病和人间皮肤炭疽暴发疫情，部分地区出现了少见的鼠间及人间鼠疫疫情。

2005年针对禽流感，世卫组织于2005年9月29日发出警告：500万到1.5亿人将会丧生。顾植山11月12日书面预测报告："今冬明春属疫情多发期，发生小疫情可能性极大，但不必担心有大疫情。至明年二之气后（3～5月份）可较乐观。"实际情况证实了顾植山所言。

2008年奥运年，世卫组织发出通知，要求各国必须做好应对新的一波大流感的准备。4月份国家有关部门征询顾植山，他说："奥运会期间无疫情，可放心开。"

对于今年的甲流预测，顾植山在2009年3月24日的预测预警报告中指出："今年发生疫情的可能性极大，规模可达中等"。认为疫情的强度应比2003年轻，但在下半年还将延续。以上仅是顾植山准确预测中的几个例子。

既然是预测，话就要先说出来，这非常考验人。朋友们都开玩笑地说："顾教授的预测，到现在还从未失过手呢！"

运气是中医最艰深难懂的部分，大家对其预测和临床诊治的作用多持观望态度，甚至一度被长期搁置和否定。社会上亦常有人用运气进行疫病预测，但准确性似乎并不高，有时还蒙上一层神秘色彩。这其中到底有什么玄机呢？

五运六气"常位"只是做参照

"五运六气不就是用天干地支进行推算吗？"记者问。

天干地支推算的是五运六气的常位，但运气有常有变，不是都按常位走的。"时有常位而气无必也！"顾教授引用《内经》的经文解释。

顾植山强调："五运六气学说的精华是看动态变化。运气不是固定、封闭、机械的循环周期。假如仅凭天干地支就可推算预测，做个运算软件就可搞定，岂不是人人都能预测了！当然，常位推算的方法还是要掌握的，知常才能达变嘛！"丢掉时间的概念，丢掉气候的参数，那就使运气学说机械化、简单化、神秘化。

"我不同意以运气学说比拟西方的医学气象学。"顾植山向我们解释预测原理。例如，医学气象学认为 22℃ 左右最适宜人体，但把已适应四季交替的人放入这种恒温的环境中，要不了多长时间，免疫力和体质就会下降。运气学说强调的是"当其时则正，非其时则邪"，22℃ 在春秋天也许是最舒服的，但在温带地区，若夏天老是 22℃，庄稼就不行了，五谷不结。若冬天老是 22℃，太暖和了，第二年庄稼要闹虫灾，人间要发瘟疫，老百姓都知道！

一年四季二十四节气，该冷就要冷，该热就要热，风调雨顺，人按规律春生夏长秋收冬藏，就会健康。但大自然并不完全按常规出牌，总会出现一些异气。《伤寒论》讲，"非其时而有其气"，就是"疫气"。

前人还观察到，不正常的气候产生的疫病，不一定马上就发生，经常要"潜伏"一段时间，在其后适合的条件下暴发。

SARS 应验了"三年化疫"

2003 年，可怕的 SARS 给我们留下的印象太深刻了。顾植山说，按照运气理论，SARS 居然与三年前的运气有关！

《素问遗篇·刺法论》："假令庚辰，刚柔失守……如此则天运化易，三年变大疫。"《素问遗篇·本病论》："假令庚辰阳年太过……虽交得庚辰年也，阳明犹尚治天……火胜热化，水复寒刑。此乙庚失守，其后三年化成金疫也，速至壬午，徐至癸未，金疫至也。"

也就是说，假若庚辰年先是比较燥，又比较热，然后下半年出现"水复寒刑"（气温偏低），这样的气候叫作"刚柔失守"，此后快到第二年，慢到第三年，很容易流行金疫——肺系烈性传染病。

2000年（庚辰年）的气候恰好如此，国家水利部2000年水资源公报：
"我国……造成严重干旱，北方一些大中城市出现了新中国成立以来最为严峻
的缺水局面。"2000年全国抗旱的情景对我们大多数人来说还记忆犹新。

又据涵盖黄河和长江流域的10城市气象资料显示：2000年上半年的气温
明显高于建国后47年和近10年的平均值，而11月平均气温又是30年最低。
说明2000年的气候完全符合《黄帝内经》描述的"刚柔失守"。

60年中只有一个庚辰年，而且要多个庚辰年才会出现一次刚柔失守，这
也是千载难逢。虽然顾植山在2000年时就曾注意到这些描述，但三年化疫的
情况以前没见到过，心里也没有底。2003年SARS出来了，顾植山马上明白
过来了。历史上一定发生过类似的情况，古人不会骗我们，关键是我们要读
得懂。追查历史，顾植山又发现，历史上许多重大疫情都和三年化疫有关。
但三年时间很长，60年的周期更长，不容易让人持续联想和观察。

预测疫病要用科学的方法

运气学说用于疫病预测是中医界长期争论较多的问题。核心问题有三：
能不能预测？预测什么？怎样预测？

方法决定学术的成败，运气预测疫病更是如此。顾植山之所以能预测得
较为准确，就是因为他对《黄帝内经》五运六气疫病预测的精神和方法有更
深入的研究和了解，而且重视观察气象，同时综合了天象、历史疫情、物候
等各方面因素来判断。

过去对运气学说存在一个极大误区：认为该学说是仅仅根据年干支就可
推断该年的气候和疫情。一些公开发表的"预测"都打了五运六气的旗号，
但他们没有去观察和分析实际天气情况，仅仅摘用《黄帝内经》中的片言只
语就去搞预测，自然经常会不符合了。社会上所谓的五运六气预测，这一类
胶柱鼓瑟的多，遭到怀疑和反对也就可以理解了。

其实，《黄帝内经》明确指出五运六气有常有变，有未至而至，有至而未
至，有至而太过，有至而不及，有胜气、复气之异，有升降失常之变，所谓
"时有常位而气无必也"。若把五运六气看作六十干支的简单循环周期，仅据
天干地支就去推算预测某年某时的气候和疾病，这样的机械推算显然是不科

学的，是违背《黄帝内经》精神的。《素问·五运行大论》强调"不以数推，以象之谓也"。若单从天干地支去推算，就是"数推"了。

举例来说，2000年是庚辰年，那年气候燥热，会不会引起疫情呢？先要看该年的常位是什么。庚辰年的司天之气是太阳寒水司天，正常情况下气温应偏低。实际气温不低反高，不是五运六气的规律不正确，而是表明该年出现的是不正常运气，《素问遗篇》讲这是"升降失常"，上一年的司天阳明燥金未退位，该年的司天太阳寒水未迁正。按照阴阳五行的动态变化规律，下半年易出现"水复寒刑"，果然该年11月份的月平均气温为30年最低。也正因为该年的运气属刚柔失守的异气，所以才有"三年化疫"的变化，导致2003年的"金疫"大流行。

过去曾有人致力于寻找运气的对应气象数据。但顾植山认为，气象数据与运气不是一种简单的对应规律。譬如，同样是夏天湿热，2004年夏天的湿热是正常运气，故不易发生疫情；而2005年夏天的湿热则是不正常运气，就容易发生疫情了。可见，运气学说注重的应是各运气因子间的组合序位及相互关系，而不是单一的气象数据。《黄帝内经》提出的原则是"当其时则正，非其时则邪"，衡量当时不当时的标准，就需要比较五运六气的常位。

大疫多由不正常的异气造成，故对疫病预测来说，分析不正常运气的状态比六十年常规时位的推算更为重要。五运六气预测，就是根据天气运行变化的象态，判断其有否乖戾及乖戾程度，预测疫情发生的可能性和变化趋势。

预测让防疫治疫更有准备

顾植山说：中医治病强调"必先岁气，无伐天和"。岁气就是五运六气。预测应验了，五运六气和所发疫病的关系也就大致可以确定了。回顾SARS病情，患者证候复杂，传变不按一般温病的卫气营血或三焦规律，使许多人在辨证时感到迷茫。临床有主温热者，有强调化湿者，也有认为属寒疫者，莫衷一是。如果我们在SARS之初，认识到燥热伏于内，寒湿伤于外的病机，采取针对性更强、更全面的治疗措施，相信中医药治疗SARS的疗效将更为显著。

清代著名温病学家薛雪曾告诫：大疫之年，方药杂投，如能从运气角度认识到病机，大方向就不会错，治疗也所差无几了。古谚云："不懂五运六气，检遍方书何济！"主要是针对疫病讲的。

2009 年 4 月底，国外甲流病例刚见诸报道。顾植山指出，甲流按运气理论，在病机上应重视"湿"和"寒"。但各地发布的甲流防治方案中，为什么大多讲风热、热毒呢？顾植山解释："讲热是从症状分析，讲湿和寒是从病因病机分析，故症状的热和病机的寒是不矛盾的。"

顾植山举四川首例甲流患者的病例。据报道，该病例先服用银黄颗粒，同时静脉点滴痰热清。一天半患者烧退，体温正常；之后咳嗽得很厉害、有痰，给予麻杏石甘汤 5 服，明显好转。顾植山解释，用清热解毒药烧退后咳嗽反而加重，是忽略了寒的因素，清了表热而使寒邪郁闭于肺，故用麻杏石甘汤效果就好。清代著名医家尤在泾说："盖肺中之邪，非麻黄、杏仁不能发，而寒郁之热，非石膏不能除。"

运气学说对中医学有重要意义

顾植山认为，五运六气学说对中医学有多方面重要意义。首先，在疫病的防治上，可充分发挥治未病的优势。西医学在应对流行性传染病时，主要针对致病微生物进行防治，但致病微生物会不断变异，新的致病微生物会不断产生。若仅仅盯住致病微生物，就会老是被动地跟在致病微生物后面跑。事实启示我们：人体的抗病能力、致病微生物的传染力和生物学特性，都受制于自然大环境的变化条件。

如果我们把握好疫病的发生发展规律，在与致病微生物的斗争中，就能变被动为主动。中医天、人、邪三因致疫学说，将是对西方医学流行性传染病病因学的必要补充和重大突破！

其次，运气理论也是分析疫病病因病机的重要依据。拿甲流来说，今年五运六气主寒湿，夏天中伏不热，阴雨连绵；入冬寒流时间之早和强度之烈，为历史所罕见。如此明显的天气特征，岂能对疫病无影响呢？故需要深入探讨一下受寒邪的热病与受温邪的热病在辨证治疗上的差别。

运气学说不仅仅是疫病预测的问题，五运六气思想还渗透到中医学理论的各个方面，《黄帝内经》的理论基本建立在五运六气基础之上，"五藏六腑"显然源于五运六气，"六经辨证"其实就是"六气辨证"，十二经络之前先有五六相加的"阴阳十一脉"，故需要用五运六气来重新认识中医基础理论的构架原理和起源问题。

中医中的许多疑点、难点如"七损八益"、"肝左肺右"、"右肾命门"、六经与卫气营血的关系等，大多与运气有关。掌握了五运六气，这些问题均可迎刃而解。

历史上中医各家学说的产生，也跟五运六气有直接关系。如李东垣的脾胃学说形成于1232年的壬辰大疫，向前推三年是1229己丑年，按《黄帝内经》"甲己失守，后三年化成土疫"之论，李东垣碰到的恰应是土疫，才能有脾胃学说的创立。

若谓东垣生于战争年代，人民流离失所，吃不饱肚子而需调补脾胃，则吴有性所处时期为明末战乱加连年灾荒，人民同样吃不饱饭，何以吴氏治疫就不用调补脾胃了呢？吴氏所遇是"崇祯辛巳（公元1641年）大疫"，1641年往前推三年是1638戊寅年，据清代马印麟《瘟疫发源》记载："崇祯十二年戊寅，刚柔失守，天运失时，其年大旱。"按运气理论戊年刚柔失守，"后三年化疠，名曰火疠也……治之法可寒之泄之。"吴有性擅用大黄苦寒泄热取效，可证当时流行的正是火疫。

又如清代名医王丙（朴庄）喜用温药而少用寒凉，陆九芝多用寒凉而抨击辛温，若不懂五运六气，必谓二人为对立学派。实际上，王丙和陆九芝都信奉五运六气的大司天理论，王丙生于乾隆时期，"公之所治无不以温散温补见长，盖公固明于大司天之六气，而自知其所值为湿寒也。"陆九芝所处同治光绪年间，按大司天已是阳明燥金、少阴君火用事，陆氏自谓"余于甲子年独以石膏、芩、连清而愈之……证以我躬亲历，而病之各随司天以变者，弥益显然。"

故从运气学说入手，可澄清中医学术中大量历史"悬案"。不懂五运六气，就不会真正搞懂中医理论。五运六气研究关系到整个中医理论的阐述和评价，已不容回避。

五运六气是中医学理论中被误解最深、传承最为薄弱的部分。近代在西方科学思想的影响下，运气学说被摈斥于中医基本理论之外，新一代中医已大多不知五运六气为何物。当前继承发扬运气学说，并明确运气学说的地位和作用，显得至关重要。

明年疫情会怎样

今年的甲流来了就躲不过去了，那么作为我们个体，该怎样预防甲流呢？明年疫情会怎样呢？

顾植山说，今年的五运六气以寒湿为特点，对甲流的预防也应以寒湿为重点。冬季寒气主令，防寒尤为重要。

国外对甲流的流行有三大疑问：一是流感是秋冬季病，为什么在春夏反季节发生呢？二是为什么不是老幼病弱而是青少年发病最多呢？三是为什么不是在卫生条件差的国家而是在卫生条件好的美国等国发病最多呢？

顾植山从中医五运六气的角度认为："三大疑问的答案都是一个字——寒。过去夏天不易受寒，现在夏天又是空调又是冷饮，受寒毫不奇怪；贪吃雪糕、冰激凌的以青少年为多，老幼病弱相对吃得少，所以患甲流以青少年最多；美国人最爱吃冰块，不注意避寒保暖，美国人得甲流多也就可以理解了。虽然这是猜测，我觉得蛮有道理。"

今年的疫情没有"三年化疫"的影响，故年初我们就判断"疫情的强度应比2003年轻"。现在寒潮较往年来得早、来得强烈，对于今年冬季的疫情虽有增强的影响，但今年的"在泉之气"是太阳寒水，本来就应是寒冬，故这是"当时之气"至而太过，而不是非时之气，故仍不足以演变为像SARS和1918年那样强烈的大疫。

对于明年的疫情，顾植山引《黄帝内经》之语说："冬伤于寒，春必病温"。今年冬季是寒冬，明春疫情仍将延续。通常的情况是，只要今冬的严寒不是特别强烈，或出现气温反而明显偏高、降雨雪偏少的"非时之气"，明春的疫情仍将维持中等强度。对明年全年的预测，则要到年初参看运气的交接变化情况再作判断更为准确。

链接

什么是五运六气

五运即五行，"运"和"行"都是运动变化的意思。五行或五运首先是一年中不同时段的五类气息表达，后来衍生为对自然界五种运动变化状态和性质的概括。

"六气"说的形成源于阴阳开、阖、枢运动产生的三阴三阳，代表了阴阳气化运动的六个时空方位。

古人在长期的实践中发现五运和六气不仅反映一年的阴阳变化规律，也反映在更长和更短的时间周期内。宇宙存在着节律性周期变化，各种自然变化的周期性节律主要表现为五运周期和六气周期。

中医学重视人与自然的整体联系，在《黄帝内经》中就确立了"天人相应"的思想，强调人的疾病与气候环境的密切相关，并将自然变化的五运六气规律，联系到人体的健康和疾病，于是产生了五运六气学说，简称"运气学说"。故《黄帝内经》的五运六气是古人探讨自然变化的周期性规律及其对人体健康和疾病影响的一门学问。

五运六气的理论模式依据了古代的天文历法知识。天干地支是古人记录天体运动周期变化的符号。十天干与十二地支搭配，组成六十干支，用以记年、月、日、时。运气学说以古代天文历法的时间周期为基础，自然要应用到天干地支这一记时标志和运算符号。

古代医家据甲、乙、丙、丁、戊、己、庚、辛、壬、癸十天干以定"运"，称"十干化运"。配应关系为：甲、己——土运，乙、庚——金运，丙、辛——水运，丁、壬——木运，戊、癸——火运。与年干相应的运叫"岁运"，又称大运、年运，影响全年的运气。又据子、丑、寅、卯、辰、巳、午、未、申、酉、戌、亥十二地支以定"气"：子、午年——少阴君火司天，阳明燥金在泉；丑、未年——太阴湿土司天，太阳寒水在泉；寅、申年——少阳相火司天，厥阴风木在泉；卯、酉年——阳明燥金司天，少阴君火在泉；辰、戌年——太阳寒水司天，太阴湿土在泉；巳、亥年——厥阴风木司天，少阳相火在泉。由司天在泉再排列出左右间气。

古人在长期的实践中观察到，五运六气不是单一的循环周期，"五运"和"六气"之间也不是各自孤立的因子，其运行规律是非常复杂的、多因子综合的、动态变化的。运气理论中不但有对"客主加临"和各种运气同化组合（"天符"、"岁会"、"太乙天符"、"同天符"、"同岁会"、"类岁会"、"天刑"、"顺化"、"小逆"、"不和"等）的论述；更有对动态变化中的太过不及、胜复郁发、正化对化、正邪化度、南政北政、迁正退位、升降失常、刚柔失守等现象的探讨分析，还有对相应气象、天象、物候、病候的记录描述。故五运六气绝不是简单的天干地支机械推算，而是要通过随时观察各种运气因子之间的生克和戾关系和动态变化的常异、强弱、顺逆等象态去作分析。

注：本文原刊载于《中国中医药报》2009 年 12 月 21 日第 3 版《视点》。

作者：常宇

后 记

读《疫病钩沉》有感

《黄帝内经》有言："不知年之所加，气之盛衰，虚实之所起，不可以为工矣。"这就是先哲谆谆告诫我们，医生必须要懂得五运六气学说。不懂得司天、在泉、客主加临、运气之盛衰，以及这些因素对人体生理病理的影响，是不能当好医生的。王冰在郭子斋堂得到先师张公秘本——主要讲运气学说的七篇大论，见其"文字昭晰，义理环周"，用以注释《内经》时，"一以参详，群疑冰释"，也是得力于五运六气学说。

"五运六气"对疫病的影响是客观存在的，不仅《内经》中有大量的记载，后世医家也不乏这方面的论述。在古代医学文献中确有大量采用运气学说治疗疾病的典型例证。《疫病钩沉——从运气学说论疫病的发生规律》的作者顾植山对运气、八卦等学说素有研究，近来在《内经》中发现运气学说完全可以预见2003年春天所发生的呼吸道疫病——"非典型性肺炎"（SARS）的流行。这在许多人的心目中似乎是不可思议的，但《内经》中确实言之凿凿，无可辩驳。"速至壬午，徐至癸未，金疫至也"，这是说由于"火气内郁"而造成早则在壬午年，迟则在癸未年发生呼吸道疫病的可能。2002年为壬午年，2003年为癸未年，正与"非典"流行相吻合。有鉴于此，顾植山教授进一步深入研究，稽考历代中医文献，搜集疫病流行资料，论证疫病流行与自然界五运六气的密切联系，提出了防治疫病流行的新思路，新观点。挖掘出一些未被大家重视而实际上十分宝贵的文献资料，有助于推动中医学对疫病研究的纵深发展，进而开发出一套防治"非典"或其他疫病的中医辨证论治方案。当前，抗击"非典"的战役虽然获得了决定性的胜利，但远没有取得彻底和永久性胜利。要取得彻底胜利，尚须中外医学工作者通力合作，不懈地努力钻研，其中传统的中医药防治疫病的研究理应发挥更大的作用。顾植山教授所撰的《疫病钩沉》一书恰在此时应运而生，用辩证唯物主义和历史唯物主义的观点重点阐发了《黄帝内经》运气学说与疫病的关系，为防治"非典"及其他疫病提供较为广阔的研究借鉴。该书还讨论了历史上第一部总结疫病治疗经验的《伤寒杂病论》，认为明清温病学说出现后将《伤寒杂病论》排斥于辨治疫病之外是矫枉过正，应该重新认识和评价《伤寒杂病论》在疫病辨治中的作用和意义。

《疫病钩沉》还按时代顺序讨论了王叔和《伤寒例》、葛洪《肘后方》、巢元方《诸病源候论》、孙思邈《千金方》等六朝隋唐医家对疫病的论述与治疗，对宋金元时期韩祗和、庞安时、朱肱、郭雍、陈言、刘完素、李杲等著名医家有关疫病病机的认识和论治特点也予以详尽的阐述，对明清温病学说的形成、卫气营血辨证和三焦辨证体系的完善以及治疗手段的丰富等也予以总结与阐发。

《疫病钩沉》还结合近现代中医对流行性疫病的防治经验与成就，对 2003 年春流行于香港、广东及北京等地的"非典"（SARS）从中医角度对病名、病因病机、证型、辨证论治及预防等予以详细地认知与论述。其中"稽古论今看'非典'"一章，从运气、人地、内伤、外感、气郁、血瘀、痰瘀等诸多方面对"非典"进行入微的论述，不仅将中医论治"非典"囊括无遗，而且不乏创新之处，对防治"非典"和其他疫病一定会多有启迪。

注：本文为中国中医研究院（现为中国中医科学院）中国医史文献研究所陶广正研究员撰写的书评，原文刊载于《中医文献杂志》2004 年第 4 期 44 页。